国立がん研究センターの正しいがん検診

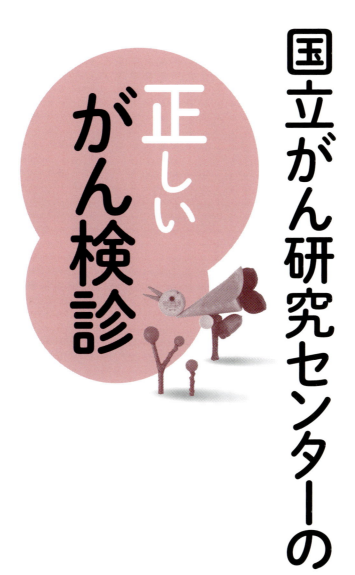

「国立がん研究センターのがんの本」の出版にあたって

　国立がん研究センターは、前身である国立がんセンターの創立以来、50年以上にわたってがんの治療や研究に取り組んできました。現在は、「社会と協働し、全ての国民に最適ながん医療を提供する」という理念のもと、「がんの本態解明と早期発見・予防」、「高度先駆的医療の開発」、「標準医療の確立と普及」、「がんサバイバーシップ研究と啓発・支援」、「情報の収集と提供」、「人材の育成」、「政策の提言」、「国際貢献」の8つを使命として研究、診療、そして、がん対策まで、幅広い活動をしております。

　社会の長寿化が進むと、がんになる人が増えていきます。現在日本では、2人に1人が、一生のうちにがんにかかるといわれています。

　ご自身または身近な方が、がんになったり、または「がんの疑いがある」と言われたりした場合、まずはそのがんに関する情報を集めることが大切です。しかしインターネットなどで検索すると、あまりに多くの情報があふれているので、かえって混乱してしまう場合もあります。

このシリーズでは、がんに関する基本的な知識、検査や治療の方法、治療後の療養などについて、図版もまじえてわかりやすく解説しています。この本を読まれることで、医師の説明がよく理解でき、周囲にあふれる情報のなかから正しい情報を選んだり、治療について積極的に考えたりすることの助けになれば幸いです。

　　　　　　　　　　　　国立研究開発法人　国立がん研究センター

国立がん研究センターの
正しいがん検診

基礎知識

① 国民の2人に1人が何らかのがんになる ───── 8
② 「がん検診」の目的は早期発見して死亡率を下げること ───── 10
③ メリットとデメリットを知り正しくがん検診を受ける ───── 12

第1章　これだけは知っておきたい
　　　　がん検診の基本 ───── 13

がんを予防するということ　14
　がんは予防できる／がんにかかることを防ぐ「一次予防」／がんによる死亡を防ぐ「二次予防」

**検診が有効ながん、
有効でないがん　16**
　早期発見が役に立つがん／早期発見が役立たないがん

**国が推奨している
「5つのがん検診」　18**
　効果と安全性が確認された「がん検診」／がんの有無が判明するまでが「がん検診」／受診率を上げて、死亡率を下げる／検診では「がんの疑い」をスクリーニングする／なぜ「死亡率低下」で評価するのか／100％がんが見つかるわけではない／血液検査では早期がんの有無はわからない

**がん検診には
「デメリット」もある　24**
　デメリットも含め、がん検診を正しく理解する／「過剰診断」による不必要な治療のリスク／不必要な検査をする「偽陽性」のリスク／がんを見落としてしまうリスク／若いうちから受診することのリスク／できれば専門医のいる施設で受診を

「がんの疑いあり」と言われたら　28
　精密検査（二次検査）はかならず受ける／気になる症状があれば医療機関を受診する

コラム　最先端のがん検査方法　30

第2章　胃がん ——————————————————— 31

胃がんの基礎知識　32

男性のほうが多く、高齢になるほど増える胃がん／若い世代では罹患率、死亡率ともに減少している／深さ、転移で「病期（ステージ）」が決まる／早期ならば90％以上治癒できる／早期発見のためにきちんと検診を受ける

胃がんのリスク要因　36

喫煙と塩分の摂りすぎは禁物／ピロリ菌感染もリスク要因のひとつ／ピロリ菌に感染していたら除菌治療

コラム　こんなときには
医療機関を受診　37

胃がん検診の流れ　38

50歳以上になったら、2年に1回受診／胃X線検査か胃内視鏡検査を行う

[検査1] 胃X線検査　40

胃をふくらませて、胃の粘膜を観察／50歳以上で、2年に1回受診／微量の放射線被ばくやバリウムの誤嚥によるリスク

[検査2] 胃内視鏡検査　42

喉の奥に麻酔のスプレーをしてから内視鏡を挿入／内服薬や麻酔薬のアレルギーを確認／胃の内部を直接見て浸潤なども調べられる／薬剤アレルギーや出血のリスクがある／経口内視鏡と経鼻内視鏡／鎮静薬で吐き気や苦痛を緩和することも

コラム　良性のポリープが
見つかったら　45

胃がん検診の精密検査　46

「異常あり」でもがんとは限らない／採取した組織を顕微鏡で調べる「生検」／X線で輪切り画像を描き出す「CT検査」

コラム　もっと楽に
検査できないの？　48

第3章　大腸がん ——————————————————— 49

大腸がんの基礎知識　50

40歳代以降で高齢になるほど増加／半数以上は結腸にできる／深さ、転移で「病期（ステージ）」が決まる／大腸がんは治せる病気／死亡率を下げるには検診受診率の向上が重要

大腸がんのリスク要因　54

食生活の欧米化で大腸がんが増加／大腸ポリープががん化することも／大腸がんの家族がいるかどうか／遺伝カウンセリングを受ける

コラム　こんなときには
医療機関を受診　57

大腸がん検診の流れ　58

40歳以上になったら、年に1回受診／便潜血検査が基本

[検査] 便潜血検査　60
　2日間に分けて便を採取する検査／正しい方法で採取して低温で保存／痔があっても精密検査を受ける

大腸がん検診の精密検査　62
　便潜血検査陽性なら精密検査／50歳を過ぎたらいちどは大腸内視鏡検査を／大腸内視鏡による偶発症のリスク／大腸

内視鏡検査の流れ／鎮静薬を使用した検査ができる施設も／検査の最中にポリープ切除することも／注腸造影検査／直腸診（直腸指診）／CTコロノグラフィ（CTC）／カプセル内視鏡検査

コラム　高齢者に対する
　　　検診のリスク　68

第4章　肺がん ─────────── 69

肺がんの基礎知識　70
　男性の死亡率で第1位の肺がん／組織型による肺がんの分類／がんの大きさと広がりで決まる「病期（ステージ）」／ステージごとの標準治療が確立／検診受診率を向上させる

肺がんのリスク要因　74
　喫煙者だけでなく受動喫煙でもリスク増／喫煙以外のリスク要因

コラム　こんなときには
　　　医療機関を受診　75

肺がん検診の流れ　76
　40歳を過ぎたら胸部X線検査／50歳以上のハイリスク群は喀痰細胞診

[検査] 胸部X線検査　78
　検査中はしっかりと息を止める／3日分の痰を採取する喀痰細胞診／断層画像を撮影する低線量CT検査

肺がん検診の精密検査　80
　より感度の高い検査を行う／大量の輪切り画像を撮影する胸部CT検査／内視鏡による気管支鏡検査／気管支鏡ができない場合に行う生検

コラム　精密検査は
　　　専門医のいる施設で　83

コラム　がんを予防するなら
　　　まず禁煙！　84

第5章　乳がん ─────────── 85

乳がんの基礎知識　86
　生涯でかかる確率は11人に1人／ほとんどは乳管で発生する／治療の目安となる「病期（ステージ）」と「タイプ」／ステージがⅠ期ならほぼ根治できる／

早期発見のために検診を受診

乳がんのリスク要因　90
　女性ホルモンの影響が大きい／遺伝性・家族性の乳がん

| コラム | こんなときには医療機関を受診　91

撮影／放射線被ばくや高濃度乳房のリスク／超音波（エコー）検査の効果は研究中

乳がん検診の流れ　92
　40歳以上は2年に1回マンモグラフィ／40歳未満ではデメリットが大きい

乳がん検診の精密検査　96
　病変が悪性か良性かを調べる／針を刺して細胞や組織を採取する検査

［検査］マンモグラフィ　94
　乳房を上下左右方向から挟んでX線

| コラム | 乳がんにかかった家族がいたら？　98

第6章　子宮頸がん ──────── 99

子宮頸がんの基礎知識　100
　20歳代の子宮頸がん患者が急増／子宮体がんは50歳代、60歳代に多い／がんの広がり具合で細かく分類／子宮の入り口にあり早期発見しやすい／20歳代の受診率はまだ低い

子宮頸がんのリスク要因　104
　HPV感染から子宮頸がんに／出産回数の多さや喫煙もリスク要因

| コラム | こんなときには医療機関を受診　105

子宮頸がん検診の流れ　106
　20歳を過ぎたら2年に1回受診／有効性が証明されている細胞診

［検査］細胞診　108
　子宮頸部の細胞を採取して調べる／細胞診の結果の見方

子宮頸がん検診の精密検査　110
　コルポスコープで子宮頸部を観察／HPV感染を調べるHPV検査／コルポスコープ下での組織診

| コラム | HPVワクチンで子宮頸がんは防げる？　112

第7章　がん検診をもっとよく知るためのQ&A ── 113

| Q&A | PETなら全身のがんを早期に見つけられるのでは？ ──────── 114
| Q&A | 前立腺がんは血液だけで調べられると聞いたけど？ ──────── 116
| Q&A | がん検診で見落としがあったときは医療機関のミス？ ──────── 118
| Q&A | どうして対象年齢より若い人は検診を受けられないの？ ──────── 120
| Q&A | がん検診を受ける際のよい医療機関の見分け方は？ ──────── 121
| Q&A | 国が検診を推奨していないがんはどうすれば早期発見できる？ ──────── 122
| Q&A | 「がん検診の有効性」はどうやって調べているの？ ──────── 123

　さくいん ──────────────── 124

基礎知識 1

国民の2人に1人が何らかのがんになる

日本では、2人に1人が一生涯のうちにがんにかかり、男性では4人に1人、女性では6人に1人ががんで死亡します。性別、年齢によって、かかりやすいがんの種類も違います。

男女ともに高齢になるほど増える

　がん（悪性新生物、悪性腫瘍）とは、遺伝子が傷つくことでできた異常な細胞が増殖することでかたまり（腫瘍）をつくり、周辺の正常な細胞の栄養を奪いながら全身に広がっていく病気です。細胞ががん化する原因は、喫煙や食生活、運動不足、ウイルス感染などさまざまで、生活習慣の改善などによりがんを予防することは可能ですが、絶対にがんにかからないようにすることはできません。誰もがなりうる、とても身近な病気だといえます。

　日本全国で2014年の1年間にがんと診断された症例は、男性約50万例、女性約37万例、計約87万例と、その数は増加しています。一生のうちにがんと診断される確率（生涯累積罹患リスク）は、男性62%、女性47%と、国民の2人に1人はがんにかかります。また、がんにより死亡する確率（生涯累積死亡リスク）は、男性25%（4人に1人）、女性16%（6人に1人）で、今や日本人の死亡原因の第1位となっています。

　年齢別に見たがん罹患率は、男女ともに50歳代から増加し始め、高齢になるほど高くなります。女性は10歳代後半から40歳代で男性より高く、60歳代以降では女性より男性のほうが顕著に高いなど、性別による違いもあります。

●年齢階級別罹患率※（全部位、2014年）

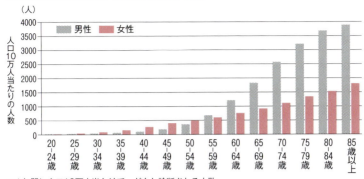

※1年間に人口10万人当たりで、がんと診断される人数
[出典] 国立がん研究センターがん情報サービス「がん登録・統計」

罹患数、死亡数の多いがん

　部位別に見た罹患数では、男性は胃、肺、大腸、前立腺、肝臓の順で多く、女性は乳房、大腸、胃、肺、子宮の順です。死亡数では、男性は肺、胃、大腸、肝臓、膵臓の順で多く、女性は大腸、肺、膵臓、胃、乳房の順でした。

　これら罹患数、死亡数ともに多い部位のうち、肺がん、大腸がん、胃がん、乳がん、子宮頸がんの5種類については、がん検診による効果が科学的に証明されています。

●部位別がん罹患数（2014年）

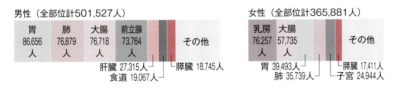

●部位別がん死亡数（2017年）

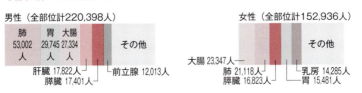

[出典] 国立がん研究センターがん情報サービス「がん登録・統計」

基礎知識2

「がん検診」の目的は
早期発見して死亡率を下げること

がんが見つかったとしても、切除可能な早期であれば治すことができます。がん検診の対象となる5種類のがんは、早期で発見できることが多く、がん検診が有効ながんです。

「がん検診」は症状がない人が対象

　がんにより亡くなる人は増えていますが、診断技術や医療技術の進歩により、がんを早期に発見して治療することが可能になりました。日本では「がん対策推進基本計画」にもとづき、がんの予防や早期発見のための取り組みが進められています。

　そのようななかで、がんを早期に発見して死亡率を下げることを目的として実施しているのが「がん検診」です。対象となるのは病気の症状がない人で、その中からがんの疑いがある人を見つけて、適切な治療へつなげることで死亡リスクを軽減します。

　医療機関で病気の有無を調べてもらう「診療」も「検診」と同じだと思われがちですが、「診療」と「検診」とでは目的も対象も異なります。診療はすでに症状がある人が対象なので、確実に病気を見つけることを目的に、より精度の高い検査を行います。

検診	診療
・病気の症状がない健康な人が対象。 ・病気をもっている割合（有病率）は低い。 ・緊急性は低い。	・症状があって、生活に支障がある人が対象。 ・病気をもっている割合（有病率）は高い。 ・緊急性が高い。

多くのがん患者は「早期発見」できている

　がん検診を受けるからといって、すべてのがんを早期に発見できるとは限りません。しかし、2016年の1年間にがん診療拠点病院などでがんと診断された人の病期（ステージ）を調べたところ、胃がん、大腸がん、肺がん、乳がん、子宮頸がんは、0期とⅠ期の早期がもっとも多かったことがわかりました。がんが見つかったとしても、早期であれば、治すことが可能です。

●がんが見つかったときの病期割合（2016年）

	0期	Ⅰ期	Ⅱ期	Ⅲ期	Ⅳ期
胃がん	―	62.5%	11.0%	7.5%	14.3%
肺がん	―	40.7%	7.8%	15.0%	32.7%
大腸がん	15.2%	20.3%	15.2%	18.3%	13.1%
乳がん	14.9%	41.6%	30.2%	6.8%	4.8%
子宮頸がん	66.0%	13.7%	5.1%	6.2%	4.8%

［出典］がん診療連携拠点病院等院内がん登録　2016年全国集計報告書

なぜ「早期発見」が大切なのか

　がんの80％以上は、粘膜表面の上皮細胞に発生し、そこから細胞内に深く増殖しつつ、周囲に染み出すように広がります（浸潤）。がん細胞が上皮細胞にとどまっている段階をがんの進行具合を示す「ステージ（病期）」にあてはめると、0期またはⅠ期という超早期に分類されます。

　しかし、がん細胞が上皮細胞をこえて深くまで達していたり、血液やリンパ液の流れに乗って離れた臓器に転移したりしている場合には、それだけ治療も困難になります。また、がん細胞は周辺の正常な細胞の栄養を奪って増殖していくので、患者さんの体力も衰え、身体状態も悪くなっていきます。

　早期であるほど治療の選択肢が広く、患者さんの身体的・精神的負担も小さく、がんを治すことができるのです。

基礎知識3

メリットとデメリットを知り 正しくがん検診を受ける

がん検診には、がんを早期発見できるメリット（利益）がある一方、いくつかのデメリット（不利益）があります。そうしたことをよく理解した上で、正しくがん検診を受けるようにしましょう。

メリットだけでなくデメリットもある

がん検診を受けることの最大のメリットは、症状の出ていない早期にがんを発見して治せること、それにより死亡率を軽減できることです。子宮頸がん検診や大腸がん検診では、がんになる前の「前がん病変」が見つかることがあり、前がん病変を治療することでがんになることを防ぐこともできます。

ただし、がん検診にはデメリットもあります。詳しくは第1章で説明しますが、「出血や穿孔、放射線被ばくなどの偶発症」「偽陽性」「心理的負担」「過剰診断」など、検診を受けた人にとって不利益になるようなことがあるということも、きちんと知っておいてください。

「異常なし」でも継続することが大切

健康な人を対象としたがん検診では、ほとんどの人が「異常なし」となります。だからといって、1回受けただけで終わりにしては意味がありません。その検診では異常がなくても、その後がんができる可能性はあります。胃がんは50歳以上2年に1回、乳がんは40歳以上2年に1回というように、定められた間隔で受診することで、その間にできたがんでも早期に発見することができます。

第1章
これだけは知っておきたいがん検診の基本

この章では、前段の「基礎知識」を踏まえて、それぞれのがん検診に共通した話をします。
がん検診のそもそもの目的、意外と知られていないがん検診のデメリットなど、第2章以降を読む上でぜひ知っておきたいことがいろいろあります。

第1章 これだけは知っておきたいがん検診の基本

がんを予防するということ

がん患者の増加にともなって、がんにより亡くなる人が増えています。そこで、「がん予防」のための対策が進められています。

がんは予防できる

日本では、国民の2人に1人ががんにかかります（8ページ参照）。この数字は年々増えており、がんにより亡くなる人の数も増加しています。一方、がんに関する研究が進んだことで、がんのリスクを高める生活習慣やさまざまな環境因子が明らかになり、具体的な予防法がわかってきました。がんにかかったとしても約半数は治すことが可能で、がんで亡くなることも防げます。

がんを予防する方法としては、「一次予防」と「二次予防」の2種類があります。一次予防とは、がん罹患のリスクが高い生活習慣を改めるなど、がんにかかるのを予防する取り組みです。二次予防とは、がん検診などによりがんを早期発見し、適切な治療を受けることでがんによる死亡を減らす取り組みです。

日本人のがんの原因は、男性では、喫煙・受動喫煙がいちばん多く、感染、飲酒と続き、女性では、感染、喫煙・受動喫煙、飲酒の

●日本人のためのがん予防法

喫煙	たばこは吸わない。 他人のたばこの煙を避ける。
飲酒	飲むなら、節度のある飲酒をする。
食事	食事は偏らずバランスよく摂る。
身体活動	日常生活を活動的に過ごす。
体形	成人期での体重を適正な範囲に維持する。 （太りすぎない、やせすぎない）
感染	肝炎ウイルス感染の有無を知り、感染している場合は適切な措置をとる。 機会があればピロリ菌感染検査を。

［出典］国立がん研究センター　社会と健康研究センター予防研究グループ

順に大きな原因となっています。

　もしも生活習慣が健康的で、がんの原因となるウイルスなどへの感染がなければ、男性のがんの半分、女性のがんの３分の１は防ぐことができたとされています。また、がん検診による早期発見と治療により、がん患者の３分の１は治療により治すことができるともいわれています（WHO「国家的がん対策プログラム」2002）。

　このように、がんは防ぐことができる病気です。まずは今の生活習慣を振り返り、自分でできることから実践していきましょう。

がんにかかることを防ぐ「一次予防」

　一次予防としては、日本人を対象とした研究の結果から「科学的根拠にもとづいた『日本人のためのがん予防法』」がまとめられています。日本人のがん予防にとって重要なのは、「禁煙」「節酒」「食生活」「身体活動」「適正体重の維持」「感染」という６つの因子です。とくに、「喫煙・受動喫煙」は男性のがんの原因の29.7％（女性の原因では５％）と高く、肺がん、食道がん、膵がん、胃がん、大腸がんなど、さまざまながんに関連することがわかっています。また、本人は吸わない受動喫煙でも、肺がんや乳がんのリスクが高くなることから、禁煙はがん予防の第一歩となります。

がんによる死亡を防ぐ「二次予防」

　二次予防は、早期発見・早期治療により、がんにかかっても治せる人を増やし、がんによる死亡を減らすことを目的としています。そのために行うのが、がんの死亡減少に効果があるとする科学的根拠にもとづいた「がん検診」です。

　2012年６月に策定された「がん対策推進基本計画」では、「５年以内のがん検診受診率を50％にする（胃、肺、大腸は当面40％）」という目標を掲げ、国全体でがん予防に取り組んでいます。しかし、男性に比べて女性のがん検診受診率が低く、一部のがん検診はこの目標に達していません。

15

第1章 これだけは知っておきたいがん検診の基本

検診が有効ながん、有効でないがん

早期発見を目的とした「がん検診」ですが、がんの性質によって進行速度は異なり、検診が有効ながんと有効でないがんがあります。

早期発見が役に立つがん

　がんによる死亡を減らすためには、かならずしもがんがたくさん見つかればよいとは限りません。がんは種類や性質によって進行速度が異なり、早期発見することが役立つがんと、早期発見が役に立たないがんがあるからです。

　がん検診が有効ながんとは、がんが発生し、発見可能な大きさになってから症状として現れるまでの期間が数年程度のがんのことです。そういうがんならば早期に発見することができて、死亡リスクを下げることが可能です。しかしそこで検診を受けずにいると、がんが進行してしまい、治療が難しくなります。

　大腸がんや乳がん、子宮頸がんなど、現在がん検診が行われているのは、早期発見により死亡リスクが下がることが科学的に証明されているがんです。

●早期発見が役に立つがん

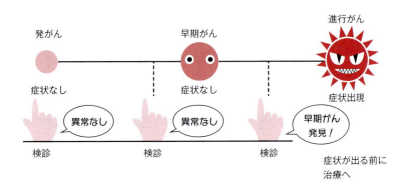

早期発見が役立たないがん

　一方の早期発見が役立たないがんとは、とても進行が遅く、がんが発見可能な大きさになってから進行がんになるまでの期間が10〜30年と長いがんです。甲状腺がんや前立腺がんなどはこのタイプにあたります。

　このようながんは進行がんになるまでの期間が長いので、検査を受ければ早期がんの状態でたくさん見つかります。しかし、それらの早期がんが進行して症状が出るようになる前に、ほかの病気や寿命によって亡くなることも多く、早期発見したからといって死亡リスクは変わらないのです。最先端の検査を頻繁に受ければ、このタイプのがんがたくさん見つかるかもしれませんが、それでは死亡リスクを下げることにはつながりません。

　また、白血病や悪性リンパ腫のように極めて進行が速いがんも、死亡リスク減少につながるタイミングで発見することが難しく、早期発見は役に立ちません。

　このように、がん検診が有効かどうかについては、がんを早くたくさん見つけるかどうかではなく、死亡リスクで評価します。

●早期発見が役に立たないがん

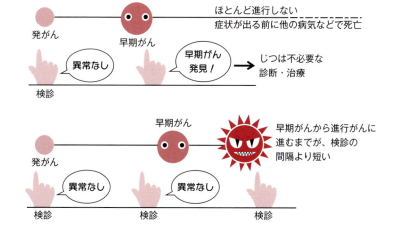

第1章 これだけは知っておきたいがん検診の基本

国が推奨している「5つのがん検診」

日本では、5つのがんについて「がん検診」が推奨されています。これらの検診はその効果が科学的に証明されています。

効果と安全性が確認された「がん検診」

がん検診は、症状のない健康な人を対象に行い、早期にがんを発見することを目的としています。そうして発見したがんを適切に治療することで、がんによる死亡を減らすことができます。

現在、日本では「胃がん」「肺がん」「大腸がん」「乳がん」「子宮頸がん」という5つのがん検診が推奨されています。これらの検診については、検診による利益が確実で、不利益が小さいなどの条件を満たしていることが確認されています。

まず、多くの人を対象として、安全に行える検査であること。そして特定の施設でなければできない検査方法ではなく、検査する機器、医師、検査技師が十分確保できる検査であることが必要です。検査には予期せずに起こる偶発症のリスクがありますが、がん検診として行う検査では、できるだけそのリスクが低く、安全に実施できることも条件とされています。

また、早期がんを発見できる精度であることも条件のひとつです。しかし、死亡リスクの高いがんを正確に見つけることが検診の目的なので、生命に影響のない超早期のがんを見つけるほどの精度は求められていません。さらに、発見されたがんに対する効果的な治療法が確立されているものが、がん検診として推奨されます。

このように、さまざまな研究を通して有効性や安全性が確認された「科学的根拠にもとづいた医療（EBM：Evidence-Based Medicine）」としてがん検診も行われています。

18

●日本で推奨されている「5つのがん検診」

対象臓器	検診方法	対象者	受診間隔
胃	胃部X線または胃内視鏡検査のいずれか	50歳以上[※1]	2年に1回[※2]
子宮頸部	視診、子宮頸部の細胞診、および内診	20歳以上	2年に1回
乳房	乳房X線検査（マンモグラフィ）	40歳以上	2年に1回
肺	胸部X線検査および喀痰細胞診[※3]	40歳以上	1年に1回
大腸	便潜血検査	40歳以上	1年に1回

※1：胃部X線検査に関しては40歳以上に実施も可
※2：胃部X線検査に関しては年1回の実施も可
※3：ただし喀痰細胞診は、原則50歳以上で喫煙指数（1日の喫煙本数×喫煙年数）が600以上の方のみ。過去の喫煙者も含む。

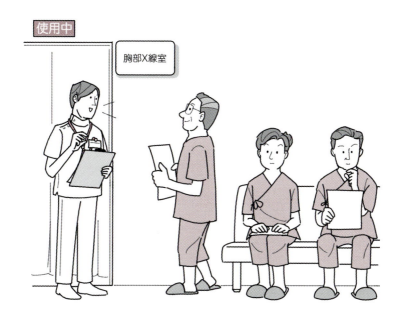

第1章 | これだけは知っておきたいがん検診の基本

がんの有無が判明するまでが「がん検診」

　がん検診の最初の段階（一次検診）は、「がんの疑い」があるかどうかをふるいにかける段階（スクリーニング）です。ここで「異常なし」と判断されれば基本的には安心ですが、「がんの疑いあり（要精密検査）」と判断された場合には、かならず精密検査（二次検診）を受けて、本当にがんがあるかどうかを調べなければいけません。

　一次検診で異常が見つかっていながら精密検査を受けず、適切な治療を行わないとすれば、がん検診の効果はなくなります。きちんと精密検査を受けて、がんと診断された場合には医療機関で適切な治療を受けましょう。

　要精密検査となっても、かならずしもがんだと診断されるわけではなく、良性または異常なしと判断されることのほうが圧倒的多数です。そうして一次検診、二次検診と「異常なし」と判断されたら、次の検診のタイミングでもきちんと受診することが大切です。

　また、検診では小さながんが発見できないことがありますから、気になる症状が現れたときには、検診のタイミングに関係なく医療機関を受診してください。

〈がん検診の流れ〉

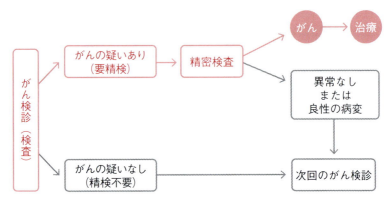

受診率を上げて、死亡率を下げる

　日本のがん検診受診率は徐々に高くなっていますが、諸外国に比べるとまだ低い状況にあります。乳がんでは、アメリカが約80％、イギリスが約76％であるのに対して、日本は41％という低さです。

　欧米では、乳がんによる死亡率が長年上昇傾向にありましたが、有効であることが証明された検診を実施し、受診率を高める取り組みを徹底したところ、1990年代から乳がんの死亡率が下がってきました。しかし、日本の乳がん死亡率は横ばいのままです。

　日本は諸外国に比べて医療機関を受診しやすく、診療で早期にがんを発見できるため、検診受診率が上がらないのかもしれません。しかし、症状が出てから受診するのではなく、症状がない早期に発見できる可能性が高い検診の重要性がもっと広く理解される必要があります。

●40〜69歳の人が過去1年間にがん検診を受診した率の推移

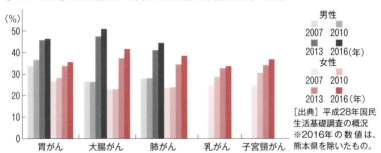

●50〜69歳の乳がん検診受診率の国際比較

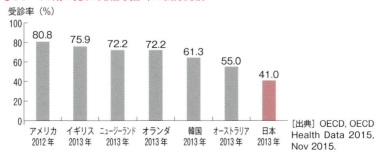

第1章 | これだけは知っておきたいがん検診の基本

検診では「がんの疑い」をスクリーニングする

何らかの症状があり異常を感じている人は「診療」を受けて、症状の原因となる病気を見つけて治療します。症状がある状態で受診しているので、何らかの病気が見つかる可能性（有病率）は数人に1人と高いです。一方、「検診」の対象となるのは症状のない健康な人なので、診療に比べて有病率は数十人〜数百人に1人と低くなります。

また、診療では、症状の原因となる病気を見つけるために必要だと考えられる場合は、細胞や組織を採取するなどの侵襲（身体的な負担）のある検査や高額な検査を行うことがあります。これに対して、特定のがんがあるかどうかを調べる検診では、できるだけ侵襲が低く、安価な検査が行われています。

このように、一次検診は「がんの疑い」がある人を「スクリーニング（ふるいにかける）」するためのもので、診療とは目的が異なるのだということを理解してください。

なぜ「死亡率低下」で評価するのか

がん検診を受ける個人にとっては、がんでないことがわかったり、がんを早期発見することが大切です。ただし、がん検診には受診者個人の目的とは別に、「検診対象となる集団のがん罹患率や死亡率を下げる」という大きな目的があります。あくまでも集団として見たときに「効果がある」と認められたものが、対策型のがん検診として推奨されているのです。検診の効果の判定は、ランダム化比較[*1]試験など、長期間にわたる複数の科学的検証にもとづいて行われます（123ページ）。その効果は個人レベルでは実感しにくいものですが、長い目で見て、とても重要なものです。

[*1] ランダム化比較試験（Randomized Controlled Trial：RCT）
対象集団を、検診を行う対照群と検診を行わない対照群とにランダムに振り分け、それぞれの死亡率を追跡調査する方法。

22

100%がんが見つかるわけではない

　検査をしたとき、「病気がある人」を「異常あり」と正しく判定した割合のことを「感度」といいます。一見すると、感度は高いほどよいように感じられますが、がん検診の感度は、100%ではありません。20〜30%のがんは、見つからない可能性があります。

　がん検診を受けたときにがんがあったとしても、見つけられないくらい小さい、または見えにくい場所に発生した場合は見つけることができません。そのような小さながんは、次のがん検診で見つかることになります。がん検診の受診間隔は、今回は見つけられなかったがんが次の検診までに大きくなったとしても、早期で発見できるという前提で決められていますので、きちんと定期的に受診していれば大丈夫です。たとえ「異常なし」という判定が出ても、決められた間隔で、毎回かならず受診してください。

血液検査では早期がんの有無はわからない

　国が推奨する5つのがん検診では、胃内視鏡検査やマンモグラフィのように侵襲のある検査もあり、身体的負担への不安から検診受診をためらう人もいます。がん検診未受診者へのアンケートによれば、「かかりつけ医で定期的に血液検査をしているから問題ない」「血液検査をしていればわかる」という回答も目立ちました。

　がんが発生すると血液中で増える特異的な物質のことを「腫瘍マーカー」と呼び、血液でがんの有無や進行度を調べることができます。腫瘍マーカーとして使われる物質はさまざまな種類のがんで多数見つかっており、精密検査や治療後の経過観察（再発、転移の有無など）などで検査項目に加えられています。

　しかし、腫瘍マーカーはがん以外でも高値になる、逆にがんがあっても高値にならないなど、それだけでがんの有無を決めることはできません。とくに症状が出る前の早期がんを腫瘍マーカーで見つけることは困難なため、がん検診の項目になっていないのです。

第1章 これだけは知っておきたいがん検診の基本

がん検診には「デメリット」もある

がん検診にはメリット（利益）とデメリット（不利益）があり、
科学的にみてメリットが上回るものが検診として推奨されます。

デメリットも含め、がん検診を正しく理解する

基礎知識（12ページ）でも説明したとおり、がん検診には「メリット」と「デメリット」があります。がんの早期発見による死亡リスクの低下というメリットについては理解されやすいのですが、デメリットがあるということは意外と知られていません。

がん検診によるデメリットは、メリットと同様にさまざまな研究を通じて科学的に検証された上で明らかになったものです。国が推奨するがん検診については、メリットがデメリットを上回ると判断された検査が採用されています。

どんな検診にも100％のメリットなど存在しないのだと知ることも大切です。がん検診についてきちんと知ることは、正しくがん検診を受ける第一歩となります。

●がん検診のメリットとデメリット

メリット	デメリット
●早期発見による死亡リスクの低下 ●前がん病変を見つけて治療することで、がん発症を予防	●放射線被ばく ●検査による偶発症（事故） ●過剰診断 ●偽陽性による精神的不安や経済的負担 ●がんの見落とし（偽陰性）

24

「過剰診断」による不必要な治療のリスク

　がん検診では、X線検査などによる放射線被ばく、胃内視鏡で出血や穿孔（胃壁に穴があくこと）といった偶発症が起こるリスクはありますが、その頻度は極めてまれです。その危険性は、胃の検査で約1万件に1件（0.01％）、大腸の検査で約1500件に1件（0.07％）だとされています。

　それらに比べて影響が大きいのが「過剰診断」によるリスクです。進行が遅くて生命に影響しないがんの場合、症状が出る前にほかの病気や寿命によって亡くなる可能性が高く、本来治療をする必要はありません。しかし、進行が遅いがんほど見つけやすく、微小ながんも見つかってしまいます。その段階では「将来生命に影響する進行がんになるか否か」を区別することはできませんから、発見したがんは治療せざるをえません。それが「過剰診断」です。

　過剰診断かどうかを個別に判断することはできませんが、がん検診には、結果的にみて不必要な治療が行われるリスクがあるということです。

不必要な検査をする「偽陽性」のリスク

　がんの疑いがある人をスクリーニングするがん検診では、がんではない人に「がんの疑いあり」という結果が出ることがあります。このような誤った判定を「偽陽性」と呼びます。

　一次検診で「がんの疑いあり」と出たために精密検査を受けても、最終的にはがんではなかったということがほとんどです。しかし、受診者は「がんかもしれない」という精神的不安や、結果的には不必要だった精密検査を受けたことによる身体的、経済的な負担を負うことになります。

　ただし、がん検診においては、精密検査でがんかどうかを確認することを前提としていますので、ある程度の偽陽性は避けられないのが現状なのです。

第1章 これだけは知っておきたいがん検診の基本

がんを見落としてしまうリスク

　がん検診のデメリットとしては、「偽陽性」とは反対の「偽陰性」もあります。これは、本当はがんがあったのに、「異常なし」と誤って判断されてしまうことです。いわゆる「見落とし」です。そもそも検査の精度は100％ではありませんから、見落としもありえます。

　しかし、もしも進行がんで見落としがあれば生命に影響がありますが、早期がんであれば、初回の検診でがんが見つからなくても、適切な間隔で検診を受けているうちに発見されるので、がんによる死亡リスクを下げることが可能です。

　がん検診を一度受けて終わりにせず、適切な間隔で受け続けることが大切だというのは、そのためです。

若いうちから受診することのリスク

　著名な方が若くしてがんになったと報道されると、がん検診の対象年齢に達していない若い人たちがたくさん受診してくることがあります。しかし、20歳以上を対象年齢としている子宮頸がん検診を除いて、20代、30代で受診することは推奨されていません。

　がん検診の対象年齢や受診間隔は科学的根拠にもとづいて検討されて決められたものです。年齢別のがん罹患率（9ページ）を見ると、40代以降年齢が高くなるにつれて増えます。20代、30代で罹患率がもっとも高くなる子宮頸がんを除けば、20代、30代という若年層にとってがんは極めてまれな病気で、定期的に検診を受けてもほとんどがんは見つかりません。加えて、過剰診断や偽陽性のリスクが増え、本来必要のない検査や治療をすることになったり、不安に襲われたりするだけです。

　ただし、遺伝性の乳がんと大腸がんの可能性がある場合には、対象年齢に達していなくても検診を受ける意味がありますが、それらは一般的ながん検診とは別物と考えてください。

できれば専門医のいる施設で受診を

　がん検診には「対策型検診」と「任意型検診」があります。国が推奨する5つのがん検診は「対策型」で、検査内容や対象年齢などが定められており、受診する施設も指定されています。

　対する「任意型」は、職場で行われる健康診断や人間ドックなどを指し、検査内容や受診形態、実施施設もさまざまです。保険者など実施者によって対象年齢や受診間隔が定められているものもありますが、個人で受ける場合には、何歳でも何回でも受けることができます。なかには、高感度で高額な検査を行う施設もあります。

　そのような高感度な検査は読影（画像から病気の有無を調べること）などの診断技術が問われますが、施設によって検診精度にばらつきがあるので注意が必要です。きちんとした診断技術をもつ専門医がいる施設なのかどうか、見極めて受診先を選んでください（121ページ）。

●対策型検診と任意型検診

	対策型検診	任意型検診
目的	対象とする集団全体の死亡率を下げる	個人の死亡リスクを下げる
対象	一定の年齢範囲の住人など、特定された集団構成員 ※ただし、無症状であること	定義されない ※ただし、無症状であること
検診費用	無料。一部少額を自己負担することもある	全額自己負担。健保組合などで補助を行うこともある
概要	予防対策として行われる公共的な医療サービス	医療機関・検診機関などが任意で提供する医療サービス
検診例	健康増進事業による市区町村の住民検診（集団・個別）	検診機関や医療機関で行う人間ドックや総合健診、保険者が福利厚生を目的として提供する人間ドック

27

第1章 これだけは知っておきたいがん検診の基本

「がんの疑いあり」と言われたら

検診で「がんの疑いあり」と言われても、実際にがんと診断されるのはごく一部です。それでも精密検査を受ける必要があります。

精密検査（二次検診）はかならず受ける

がん検診を受ける人のなかには、「がんでないことを証明してほしい」という理由で受診している人がかなりいます。そのような人たちは、がんが見つかることを想定していないので、「がんの疑いあり」という結果が出てもそれを受け入れず、精密検査からも逃げてしまいます。それではがん検診を受ける意味がありません。

がん検診を受けた人のうち「要精密検査」となるのは、2～8％程度です。さらに実際にがんが見つかるのは、精密検査受診者のうちの1～4％だけです。だからといって、精密検査を受けなければ、本来見つけられたかもしれないがんを見落としてしまいます。

がん検診は、治療可能な早期にがんを見つけて、死亡リスクを下げるためのものですから、「要精密検査」という結果が出たら、かならず精密検査を受けてください。

気になる症状があれば医療機関を受診する

国で推奨されているがん検診は、対象となる年齢や受診間隔が決められていますが、「診療」であればいつでも誰でも受診できます。

がん予防という点では、定期的に検診を受けることに加えて、気になる症状を感じたときに医療機関で診療を受けることがとても大切です。次の検診までにがんが発生して進行することはありますし、検診では見落としのリスクもあります。たとえ検診を受けてからそれほど時間が経っていないとしても、異常を感じるときには速やかに受診してください。

28

〈がん検診を受けて「要精密検査」「がん発見」となる割合〉
（受診者1万人当たりの割合）

● 胃がん

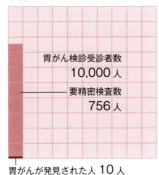

● 大腸がん

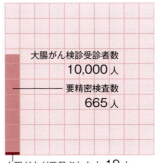

● 肺がん

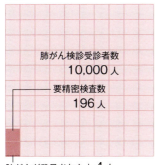

● 乳がん

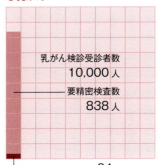

● 子宮頸がん

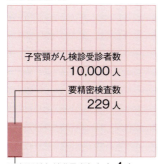

［出典］厚生労働省「平成27年度
地域保健・健康増進事業報告」

第1章 | これだけは知っておきたいがん検診の基本

$$\left(\begin{array}{c}\text{最先端の}\\\text{がん検査方法}\end{array}\right)$$

「血液1滴」でがんを見つけられる!?

近年、がんの検査方法に関する研究が、かなりのスピードで進んでいます。なかでも最近注目されているのが、血液1滴で13種類のがんを早期発見する方法です。これは国立がん研究センターが中心となって研究している検査方法で、血液中の「マイクロRNA」という物質を調べることで、13種類のがんを、ごく初期の段階で見つけることができます。ただし、これはまだ試験段階で、実用化するには安全性や有効性などの確認に何年もかかります。

ほかにも、患者さんの尿の匂いに対する線虫の反応からがんかどうかを判断する方法、唾液に含まれる物質からAI（人工知能）ががんのリスクを解析する方法などが話題になりました。

「夢のがん検診」が実現する可能性は？

これらの検査法は、「血液1滴だけ」「尿を採るだけ」など、従来の検査方法よりかなり手軽であることが強調されています。また、精度も高く、今すぐにでも実現できるように見えます。となれば、最先端の検査方法で調べてほしいと願うのは当たり前です。

しかし、繰り返し説明してきたように、がん検診では集団での死亡率減少効果が科学的に証明される必要があり、そのためには大がかりな検証研究が必要になります。報道されている検査方法の多くは、まだ人間による臨床研究に至っていない、または少数での実験レベルのものです。実際に数万人の人間に対して行ったときに、それだけの効果があるのか、安全なのか、時間をかけて検証しなければいけません。

将来的には、夢のような検査が実現する日が来るかもしれませんが、現時点では今行われている検査がもっとも効果的といえます。

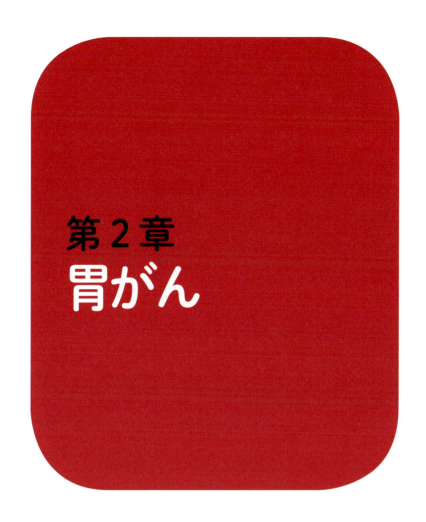

第2章
胃がん

胃がんは日本人がかかるがんのなかでもっとも多いがんですが、近年、死亡率は減少しています。
とくに若年層では、胃がんにかかる人自体が減っているため、がん検診の対象年齢も50歳以上に引き上げられました。

第2章 | 胃がん

胃がんの基礎知識

日本人がかかるがんでいちばん多いのが胃がんですが、死亡率は下がっており、早期ならば90％以上治癒することができます。

男性のほうが多く、高齢になるほど増える胃がん

胃がんは、日本人がかかるがんのなかでいちばん罹患率（新たに胃がんと診断された人の数）が高く、40代後半以降、年齢が高くなるにつれて増えていきます。女性に比べて男性のほうが多いのが特徴で、男性の罹患率では1位、女性では3位となっています。

また、欧米に比べて東アジアで罹患率が高く、なかでも日本や韓国で高いことがわかっています。日本国内でも、青森県、秋田県、富山県など東北地方や北陸地方で罹患率が高いという地域的な傾向がみられます。これらの原因のひとつとして、漬け物など塩分の多い食習慣の影響が考えられています。

若い世代では罹患率、死亡率ともに減少している

高齢化にともなって高齢者が増えていることから、胃がんの罹患率は増加していますが、死亡率は減少しています。とくに若年層では、罹患率、死亡率ともに減っています。かつては20代で亡くなる人も多数いましたが、現在は20〜40代の胃がんはまれで、高齢者の病気になっています。

その理由としては、胃がんの危険因子のひとつだとされるピロリ菌に感染している人が、とくに若い世代で減っていること、食生活の変化などがあります。また、X線検査や内視鏡検査による診断技術が進歩し、早期がんの段階で発見されることが増え、治癒率が大幅に上がったことも、胃がん死亡率の減少につながっています。

●年齢階級別罹患率（胃がん、2014年）

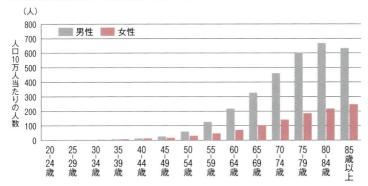

●罹患率の推移（胃がん、1975～2014年）

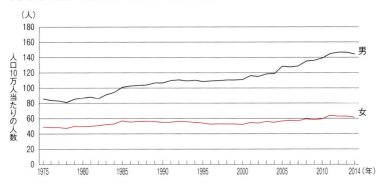

●年代別死亡率（胃がん、1960～2017年）

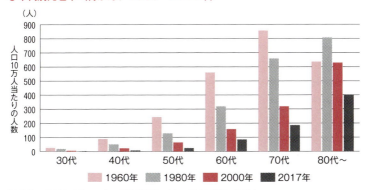

［出典］国立がん研究センターがん情報サービス「がん登録・統計」

33

第2章 | 胃がん

深さ、転移で「病期（ステージ）」が決まる

　胃がんは、胃の壁のいちばん内側にある層（粘膜）に発生します。それから何年もかけて大きくなり、それにともなって胃の壁の中に入り込んで広がっていきます。このようにがんが広がることを「浸潤」といいます。

　胃がんの進行具合を示す「病期（ステージ）」は、がんがどれくらい深くまで浸潤しているか（**深達度**）、リンパ節に何個転移しているか（**リンパ節転移**）、ほかの臓器への転移があるか（**遠隔転移**）によって、ⅠA期からⅣ期までに分類されています。

　また、がん細胞がどのように増殖するかによっていくつかのタイプに分かれます。なかには、早期発見が難しく、見えにくい胃壁の中を広がるように発育するスキルス胃がんなどもあります。

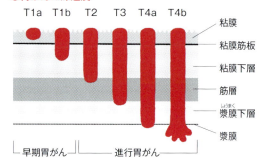

●胃がんの深達度

●胃がんの病期（ステージ）

	N0 リンパ節に転移なし	N1 領域リンパ節に1〜2個転移	N2 領域リンパ節に3〜6個転移	N3a 領域リンパ節に7〜15個転移	N3b 領域リンパ節に16個以上転移
T1a（胃粘膜にとどまる） T1b（胃粘膜下組織にとどまる）	ⅠA	ⅠB	ⅡA	ⅡB	ⅢB
T2（胃の固有筋層にとどまる）	ⅠB	ⅡA	ⅡB	ⅢA	ⅢB
T3（胃の漿膜下組織にとどまる）	ⅡA	ⅡB	ⅢA	ⅢB	ⅢC
T4a（胃の外の表面に達する）	ⅡB	ⅢA	ⅢA	ⅢB	ⅢC
T4b（他の臓器にも広がる）	ⅢA	ⅢB	ⅢB	ⅢC	ⅢC
M1（遠隔転移あり）	Ⅳ				

［出典］日本胃癌学会 編,『胃癌治療ガイドライン　第5版』金原出版，2018年より一部改変

早期ならば90％以上治癒できる

　胃がんのなかでも、粘膜下層にとどまっているものは「早期がん」と呼ばれます。粘膜で発生したがんが徐々に大きくなり、粘膜下層に達するまでは何年もかかりますから、きちんと検診を受けていれば、早期がんのうちに発見できる可能性はかなり高いのです。

　早期に発見できた場合の５年生存率は約95％と極めて高く、ステージが進むにつれて、５年生存率も下がってきます。胃がんは治療後５年以上経ってから再発することが大変少ないため、５年生存できれば完治と見なすことができます。

　それだけ早期に発見して治療することが大切ながんなのです。

●胃がんの５年相対生存率

ステージ	生存率（％）
Ⅰ期	94.6
Ⅱ期	68.5
Ⅲ期	45.1
Ⅳ期	9.0
不詳	20.7

［出典］がん診療連携拠点病院等院内がん登録2009-2010年 ５年生存率集計

早期発見のためにきちんと検診を受ける

　厚生労働省の「平成29年度地域保健・健康増進事業報告」によると、平成28年度の胃がん検診の受診者数は、248万2333人でした。このうち「がんの疑いあり」と判定された人は16万8218人（6.78％）で、精密検査を受診してがんが発見された人は2523人（0.10％）でした。

　日本全体でみた胃がん検診の受診率は、40〜69歳の男性が45.8％、女性が33.8％程度で、まだ半数以上が受けていません。

●胃がん検診の受診率（男女別）

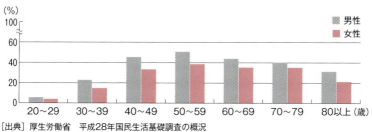

［出典］厚生労働省　平成28年国民生活基礎調査の概況

第2章 | 胃がん

胃がんのリスク要因

胃がんのリスク要因としては、喫煙や塩分の多い食事などの生活習慣、ピロリ菌への持続感染があります。

喫煙と塩分の摂りすぎは禁物

　胃の粘膜が慢性的に炎症を起こしていると、がんが発生しやすいといわれています。そのため、慢性胃炎を引き起こす要因は、胃がんのリスク要因になります。

　とくに影響が大きいとされているのは、喫煙と塩分の摂りすぎです。日本国内でも塩分摂取量が多い地域に胃がん患者が多いことがわかっています（32ページ）。食生活では、野菜や果物の摂取不足、暴飲暴食などもリスク要因です。喫煙については、たばこに含まれる発がん物質が唾液に溶けて胃にまで達して、胃がん発生の原因となります。まずは、このような生活習慣を見直すことで、胃がんになるリスクを下げることが大切です。

ピロリ菌感染もリスク要因のひとつ

　最近では、ピロリ菌（ヘリコバクター・ピロリ）という細菌に感染していることが、胃がんのリスク要因のひとつであるとされています。ピロリ菌にいちど感染すると、その菌は一生涯にわたって胃の粘膜の下に住み続けます。ピロリ菌に感染していると、炎症が起こりやすく、そこから慢性萎縮性胃炎になり、胃がんの発生につながるのではないかと考えられています。

●ピロリ菌

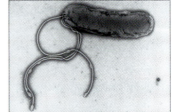

画像提供：RM／PPS通信社

ピロリ菌に感染していたら除菌治療

ピロリ菌は、胃の中の酸性度が低い幼児期に感染することが多く、日本では上下水道が完備されていない時代に生まれた人が感染しています。60歳以上では、60〜70％がピロリ菌に感染しているとみられています。一方、衛生環境が整っている現在は、ピロリ菌の感染者は激減しています。

ピロリ菌に感染している人は感染していない人に比べて胃がんにかかるリスクが5倍も高いという研究結果があります。しかし、ピロリ菌を除菌する治療を行うことにより、そのリスクが下がることもわかっていて、ピロリ菌の感染が確認できた場合は除菌治療を行うことが推奨されています。

ただし、ピロリ菌が陰性でも胃がんにはなりますし、ピロリ菌を除菌したからといって、がんの発生を100％予防できるわけではありませんから、定期的な検診は必要です。

こんなときには 医療機関を受診

胃がんの早期にはとくに自覚症状がなく、症状が現れるころにはかなり進行していることが少なくありません。また、胃がんでみられる症状の多くは、胃炎や胃潰瘍でもみられる症状のため見過ごされがちです。

代表的な症状としては、みぞおちの痛み、不快感、胸やけ、げっぷ、吐き気、嘔吐、食欲不振などがあります。また、進行がんでは、食事がつかえる、体重が減る、貧血、下痢、便秘、黒色便といった症状がみられます。

それらの症状が胃炎や胃潰瘍によるものだとしても、内視鏡検査で早期胃がんが見つかることもあります。市販薬を飲んでようすをみているうちにがんが進行してしまうこともありますから、気になる症状があるときには医療機関を受診し、内視鏡などの検査を受けてください。

第2章 | 胃がん

胃がん検診の流れ

胃がん検診は、50歳以上を対象に、2年に1回行われます。胃X線検査と胃内視鏡検査の違いなどきちんと理解して受診しましょう。

50歳以上になったら、2年に1回受診

2014年に発表された「胃がん検診ガイドライン」では、男女ともに50歳以上を対象としています。「50歳以上では遅すぎるのでは？」と感じる人もいるかもしれませんが、近年、40〜49歳における胃がん罹患率・死亡率は著しく減少しています（33ページ）。胃がんリスクが高いとはいえない40歳代に対して検診を行っても予防効果は得られず、メリットよりもデメリットが上回ることが明らかであるため、50歳以上を対象とすることになりました。受診頻度は2年に1回とされています。

胃X線検査か胃内視鏡検査を行う

2014年の「胃がん検診ガイドライン」では、従来の胃X線検査に加えて、胃内視鏡検査が推奨されています。さまざまな研究により、X線、内視鏡ともに胃がん死亡率を下げる効果が明らかになっており、内視鏡については3年間のうちに1回でも受診すれば、胃がんの死亡リスクが30％減少することがわかりました。

ただし、胃X線検査、胃内視鏡検査にはそれぞれにメリット、デメリットがあることを理解しておきましょう。

死亡減少の効果が科学的に明らかになっていないため対策型検診としては推奨されていませんが、胃X線検査、胃内視鏡検査とあわせて、ペプシノゲン検査、ヘリコバクター・ピロリ抗体検査を行うこともあります。こうした検査は「リスク評価」と呼ばれます。

〈胃がん検診の流れ〉

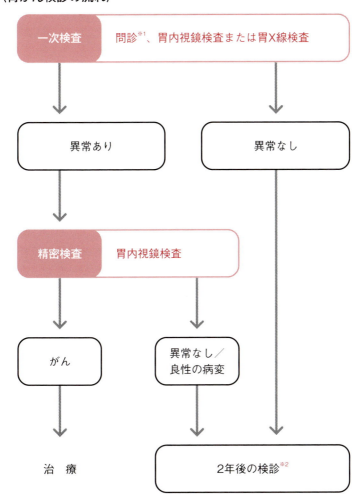

※1 問診では、現在の体調、既往歴、家族歴、過去の検診での受診状況などを答えます。
※2 みぞおちの違和感や食欲不振、食べ物がつかえるなどの気になる症状があれば、次の検診を待たずに医療機関を受診してください。

第2章 | 胃がん

［検査１］胃Ｘ線検査

バリウム（造影剤）と発泡剤を飲んで、胃の粘膜を見やすいようにふくらませて行うＸ線検査です。

胃をふくらませて、胃の粘膜を観察

　胃Ｘ線検査は、放射線で胃の粘膜を観察するＸ線検査です。検査前には、粘膜を見えやすくするバリウム（造影剤）と、胃をふくらませて広い範囲を観察しやすくするための発泡剤を飲みます。発泡剤でげっぷが出そうになったら、つばを飲み込む要領で我慢するとよいでしょう。

　また、胃の粘膜にバリウムをまんべんなく付着させるために、検査台の上であおむけになったりうつぶせになったりと体勢を変える必要があります。傾いた検査台の上で姿勢を変えるには、腕や脚の力が必要です。腰や背中が曲がった人、手足の不自由な人は転落の危険があるため、検査が受けられないことがあります。

　検査前日の夜９時以降は絶食し、胃の中を空にしておきます。絶食後寝るまでの水分摂取（アルコールを除く）は可能です。当日は、検査２時間前まではコップ１杯程度の水または白湯（さゆ）を飲むことができますが、それから検査までは水分も摂れません。高血圧や心臓病の薬も、検査２時間前までに飲んでください。

●さまざまな角度でからだを回転させて検査

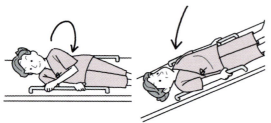

頭を下げて手で支える姿勢になることもありますので、撮影台の手すりをつかむことができない人は、検査を受けることが困難です。

40

50歳以上で、2年に1回受診

対策型がん検診で胃X線検査を行う場合は、50歳以上、2年に1回となります。

放射線を使った検査なので、妊娠中または妊娠の可能性がある人は受けることができません。過去にバリウム服用後に気分が悪くなったことがあるなどバリウムに対する過敏症（アレルギー）、消化管穿孔、消化管急性出血、消化管閉塞の人も検査できません。

また、ひどい便秘の人、心臓病、高血圧、その他慢性疾患で薬を服用している人は、かならず医師に相談の上で検査を受けるかどうかを判断してください。

微量の放射線被ばくやバリウムの誤嚥によるリスク

胃X線検査は、数々の研究によって死亡率減少の効果が明らかになっています。がんの人を正しく発見する「感度」は70〜80%です。また、胃X線検査では胃がんのほかに、潰瘍やポリープなどの良性の病気を見つけることができ、胃がん以外の病気の治療につながるというメリットもあります。

一方、デメリットとしては、放射線による被ばくのリスクがあります。ただし、検査で浴びる放射線の量は極めて低いので、健康への影響はほとんどありません。また、バリウムの誤嚥という偶発症もあります。近年は、高濃度バリウムが普及したことで、バリウム誤嚥が増えたという報告もあります。

バリウムが排泄されずに長時間腸内にとどまることで、便が詰まったり、腸に穴があいてしまうことがごくまれにあります。そのため、検査後は多めの水で下剤を飲み、普通の色の便が出るようになるまで水分を多く摂る必要があります。

41

第2章　胃がん

［検査２］胃内視鏡検査

口または鼻から内視鏡を入れて、胃の内部を直接観察します。胃Ｘ線検査で異常が見つかった場合の精密検査としても行います。

喉の奥に麻酔のスプレーをしてから内視鏡を挿入

　胃内視鏡検査は、先端に小型のCCD（撮像素子）とライトがついた細い管を口や鼻から挿入して、食道、胃、十二指腸の中を観察します。いわゆる「胃カメラ」と呼ばれる検査です。必要に応じて、検査中に組織を採取することもあります。

　検査前日の夜９時以降は絶食。絶食後も水は飲んでも構いません。当日は水以外の飲食は禁止です。内服薬の服用は検査の２時間前までに済ませることとされていますが、薬によって注意が必要なので、事前に担当医や医療機関に確認するとよいでしょう。

　検査前には、胃の粘膜を洗い落として胃の中をきれいにする薬（消泡剤）を飲みます。また、内視鏡を入れるときの苦痛を和らげるため、喉の奥（経鼻の場合は鼻の中）に麻酔薬（キシロカインなど）のスプレーをします。施設によっては、胃の中を観察しやすいように、胃のはたらきを抑える薬を注射することがあります。

　麻酔が効くまで10〜15分くらい待ち、経口の場合はマウスピースをくわえて内視鏡を挿入します。無理に飲み込もうとせず、リラックスした姿勢でいることで、苦しまずに受けることができます。検査の所要時間は10分程度です。検査後はまだ麻酔が効いていますので、１時間くらい経ったら水を少量飲んでみて、正常に飲み込めることを確認した上で食事をしてください。

●胃内視鏡検査を受ける姿勢

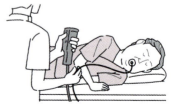

むせないよう、唾液は飲み込まずに流しておきます。リラックスして腹式呼吸を意識すると楽に検査が受けられます。

内服薬や麻酔薬のアレルギーを確認

対策型がん検診として胃内視鏡検査を行う場合の対象年齢は50歳以上で、2年に1回の検診となります。

異常がみられた場合には検査中に組織を採取することがありますので、血液をさらさらにする薬（ワルファリン、アスピリンなどの抗血栓薬）などを服用している人は検査を行えない場合があります。麻酔薬で過去に気分が悪くなった人、薬剤のアレルギーのある人も内視鏡検査を受けられないことがあります。

胃の内部を直接見て浸潤なども調べられる

胃の内部を直接見る内視鏡は、がんが疑われる病変、その広がり具合（範囲）、深さ（深達度）などを調べることができます。X線検査に比べて、内視鏡検査のほうがごく初期のがんを発見できる確率が高く、がんの人を正しく発見する「感度」は80％以上です。

精密検査で胃内視鏡検査を行う場合、内視鏡の先端に超音波装置がついた超音波内視鏡検査を行うことがあります。また、異常がみられる場所の組織を採取して病理診断を行ったり、色素染色を用いた検査を行うことが可能です。

薬剤アレルギーや出血のリスクがある

胃内視鏡検査のリスクとしては、前処置で使用する薬剤によるアレルギー反応やショックがあります。また、咽頭や消化管の損傷・穿孔、誤嚥などのリスクもあります。

しかし、これらの偶発症が起こることは極めてまれで、2008年から2012年に観察目的で行われた経口内視鏡での偶発症は0.005％（2万人に1人）、経鼻内視鏡で0.024％（4167人に1人）でした。組織を採取したときの少量の出血（経鼻の場合は鼻血）もありますが、ほとんどの場合は自然に止まるので心配いりません。

43

経口内視鏡と経鼻内視鏡

　以前は胃内視鏡検査というと、口から管を入れる経口内視鏡が一般的でしたが、最近では鼻から入れる経鼻内視鏡ができる施設も増えています。経鼻内視鏡でも、経口内視鏡と同じように消泡剤を飲んで胃の中を観察しやすくします。さらに前処置として、鼻の中に粘膜収縮剤を塗布（またはスプレー）して鼻の通りをよくして、鼻の中に麻酔薬を入れます。

　経口内視鏡で使われる管は直径8〜10mm程度であるのに対して、経鼻内視鏡では直径5〜6mm程度と細いものが使われます。また、経口の場合は内視鏡が舌のつけ根（舌根部）を通るときに吐き気をもよおす（咽頭反射）ことがありますが、経鼻では咽頭反射が少なく、楽に挿入できるというメリットがあります。経鼻では検査中にも会話ができるので、その点でもリラックスして検査を受けやすいといえます。

　一方で、経口内視鏡は経鼻内視鏡に比べて解像度が高く、見える画角が広いので、広範囲に詳しく調べることに向いているとされています。最近の経鼻内視鏡検査機器は、ポリープを発見したときなどに組織を採取することもできますが、がんやがんの疑いのある病変の切除まではできません。治療を必要とするような内視鏡検査の場合は、経口内視鏡のほうが適しています。経口か経鼻か、そのメリットとデメリットをよく考えた上で検査方法を選択してください。

●経口内視鏡

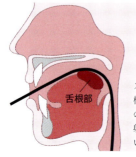

スコープが舌根部に触れるので、咽頭反射が起きやすい。

●経鼻内視鏡

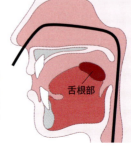

スコープが舌根部に触れないので、咽頭反射が起きにくい。

鎮静薬で吐き気や苦痛を緩和することも

　咽頭反射や痛みがある、不安感が強いなど、内視鏡の苦痛が強いという場合には、鎮静薬を使う検査方法があります。完全に意識がなくなる全身麻酔とは異なり、意識がぼんやりした状態で、呼びかけに反応できる程度の鎮静薬を注射して検査をします（意識下鎮静）。ただし、鎮静薬を使用した内視鏡検査ができる医師や設備が整った施設は限られていて、自治体の検診では行えません。

　鎮静による検査中に血圧が下がったり呼吸が弱くなったりすることがありますので、モニターをつけて身体状態を監視する必要があります。検査後には、意識がはっきりするまで1時間程度は休息をとらなければいけないので、すぐには帰れません。また、休んだ後でも鎮静薬の影響が残る可能性があるので、当日は自転車やバイク、自動車の運転ができません。

良性のポリープが見つかったら

　胃X線検査、胃内視鏡検査で、ポリープが見つかることは珍しくありません。ポリープとは、胃の上皮に発生した隆起した病変のことで、一般的に「良性ポリープ」を指します。良性ポリープは「過形成性ポリープ」と「胃底腺ポリープ」の2種類に分かれます。

　過形成性ポリープは、ピロリ菌に感染していて、胃炎を起こしているのが特徴です。一方の胃底腺ポリープは、ピロリ菌にも感染していない胃で多発性に発生します。

　どちらもすぐに切除とはならず、経過観察となります。過形成性ポリープは、ピロリ菌を除去することで80%は消失するので、まずはピロリ菌除去治療を行います。過形成性ポリープはまれにがん化することが報告されていますので、大きくなっていて出血がみられる場合には切除することがあります。

第2章 | 胃がん

胃がん検診の精密検査

胃X線検査または胃内視鏡検査で「異常あり」となったときの精密検査では、生検、CT検査、注腸検査を行います。

「異常あり」でもがんとは限らない

検診で「異常あり」という結果が出たからといって、胃がんが見つかったわけではありません。まずは精密検査を受けて、本当に胃がんなのかどうかを調べます。一次検診で胃X線検査を受けた人は、精密検査として胃内視鏡検査を受けます。最初から胃内視鏡検査を受けた人は、組織を採取して良性か悪性かを調べ、もしも胃がんだとわかったときにはさらに詳しい検査を行います。

採取した組織を顕微鏡で調べる「生検」

内視鏡検査中に異常が見つかったときは、内視鏡の内部に装備されている鉗子（組織をつまんで引っ張る器具）を操作して、胃の粘膜の一部を採取します。粘膜には感覚神経がありませんから、引っ張られるような感覚はありますが、切除の瞬間でも痛みを感じることはありません。そうして採取した粘膜組織を顕微鏡で調べることを「生検」と呼びます（生検を含め、採取した検体を顕微鏡で調べることを「病理検査」といいます）。

採取した組織が悪性なのか良性なのかを調べる生検を行って初めて、がんの診断がつきます。生検では、どのような種類のがんなのか、がんのタイプや悪性度なども調べることができます。

46

〈精密検査で病変があった場合の流れ〉(39ページからの続き)

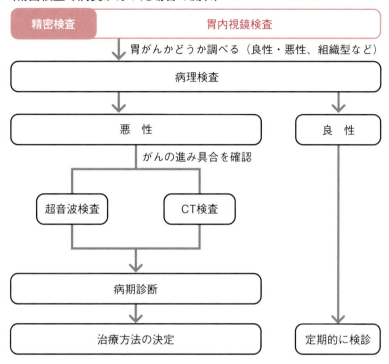

X線で輪切り画像を描き出す「CT検査」

　からだの周辺をぐるぐる回りながらX線で撮影し、得られた大量の画像をコンピュータで解析しながら、からだの輪切り画像を描き出すのが、「CT（Computed Tomography：コンピュータ断層撮影）検査」です。CT検査の目的は、主リンパ節やほかの臓器への遠隔転移、肝臓など胃の周辺臓器への浸潤などを調べることです。

　より鮮明に病変を描き出すように、ヨード造影剤を使うことがありますが、腎臓病や喘息、ヨード造影剤アレルギーの人は受けることができません。

第2章 | 胃がん

もっと楽に 検査できないの？

胃がんに対する血液検査もありますが…

　胃がん検診として、「ペプシノゲン検査」や「ヘリコバクター・ピロリ抗体検査」といった血液検査を行う施設もあります。しかし、これらは胃がんの診断をするものではなく、胃がんにかかる可能性がどれくらいあるかを調べる「リスク評価」として行います。この2つを組み合わせて行う検査を「ABC検査」と呼びます。

　ペプシノゲン検査は、胃粘膜がどれくらい老化しているか（萎縮度）を調べる検査です。一部の胃がんは萎縮した胃の粘膜から発生するため、この検査で陽性だと判定された場合は、定期的に検診を受けることで早期発見につながります。

　ヘリコバクターピロリ抗体検査も、胃がんリスクとの関係がわかっているピロリ菌感染を調べる検査です。しかし、ピロリ菌に感染している人がかならず胃がんになるわけではなく、感染していなくて胃がんになる人もいますので、胃がんの診断にはなりません。

カプセル内視鏡で検診はできない？

　小型カメラを内蔵した小さなカプセルを飲み込み、食道、胃、十二指腸、大腸と通りながら消化管のようすを撮影するのがカプセル内視鏡です。撮影した画像データは、腹部に装着したデータレコーダーに送られて保存されます。

　胃内視鏡に比べて手軽なイメージのあるカプセル内視鏡ですが、残念ながら胃の検査には適していません。現在日本で保険適用となっているのは小腸用と大腸用のカプセル内視鏡で、主に小腸の病気を見つけるのに適しているとされています。

　そもそも胃はほかの消化管に比べてかなり大きく、カプセル内視鏡で胃の中をくまなく撮影することはできません。

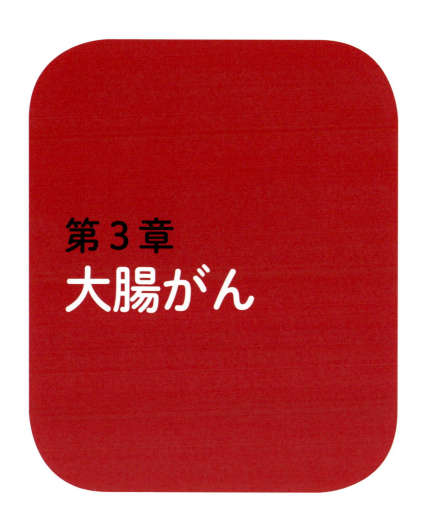

第3章
大腸がん

大腸がんの罹患率や死亡率は年々増加していて、アメリカの2倍以上です。死亡率が下がらない理由としては、大腸がん検診の受診率の低さが考えられます。
大腸がんは早期発見して治療すれば、ほとんどの人が治癒できます。大腸内視鏡検査で病変が見つかれば、その場で切除することも可能だからです。

第3章 | 大腸がん

大腸がんの基礎知識

日本では大腸がんの罹患率、死亡率ともに増えており、がんの部位別死亡数は男性で3位、女性で1位となっています。

40歳代以降で高齢になるほど増加

日本では、大腸がんにかかった人の数が増え続けています。年齢別でみると、40歳代から増加し始め、高齢になるほど高くなります。発生部位別の罹患数では男性は第3位、女性は第2位、死亡数では男性は第3位、女性は第1位となっています（9ページ）。

また、日本の大腸がんはアメリカに比べて多く、人口比でみると、日本の大腸がん罹患数・死亡数はアメリカの2倍以上にもなります。アメリカは大腸がん検診の受診率が70％以上であるのに対して、日本は40％程度と低いことが影響しているといわれています。

半数以上は結腸にできる

大腸は水分を吸収する臓器で、小腸で消化吸収された食べ物の残りかすが大腸を通りながら、だんだんと固形の便になり、肛門から排出されます。大腸の長さは1.5～2mで、結腸（盲腸、上行結腸、横行結腸、下行結腸、S状結腸）、直腸（直腸S状部、上部直腸、下部直腸）に分けられます。大腸がんは、約65％がS状結腸をはじめとした結腸に発生し、約35％が直腸に発生します。

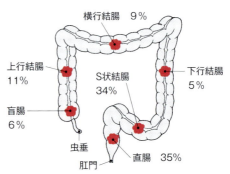

●大腸がんの部位別頻度

横行結腸　9％
上行結腸　11％
下行結腸　5％
S状結腸　34％
盲腸　6％
虫垂
肛門
直腸　35％

●年齢階級別罹患率（大腸がん、2014年）

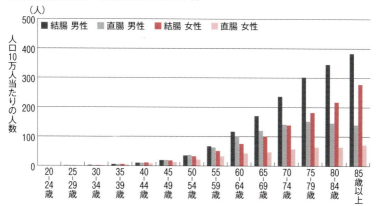

●年齢階級別死亡率（大腸がん、2017年）

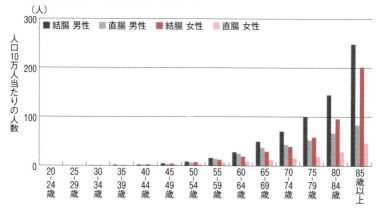

●罹患率・死亡率の推移（大腸がん、日本とアメリカ）

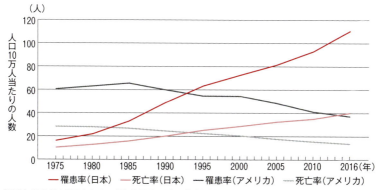

[出典] 国立がん研究センターがん情報サービス「がん登録・統計」

深さ、転移で「病期（ステージ）」が決まる

　大腸がんは、大腸の壁のいちばん内側にある層（粘膜）に発生し、徐々に壁の中深くに進んでいきます。

　大腸がんの進行具合を示す「病期（ステージ）」は、どれくらいの深さまで広がっているか（深達度：T）、リンパ節に何個転移しているか（リンパ節転移：N）、ほかの臓器への転移があるか（遠隔転移：M）によって決まり、0期からⅣ期までに分類されています。

　大腸がんの遠隔転移では大腸からの血流が集まる肝臓がもっとも多く、次に肺転移が多くなります。がん細胞が大腸の壁を突き破って腹膜にまで広がる「腹膜播種」も遠隔転移とみなされます。

●大腸がんの深達度

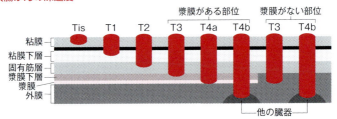

●大腸がんの病期（ステージ）

	M0（遠隔転移なし）					M1（遠隔転移あり）		
	N0（リンパ節に転移なし）	腸管傍リンパ節と中間リンパ節に転移			N3（主リンパ節に転移）	腹膜転移なし		腹膜転移あり
		N1（3個以下）	N2a（4〜6個）	N2b（7個以上）		1臓器に遠隔転移	2臓器以上に遠隔転移	
Tis（粘膜内にとどまる）	0							
T1（粘膜下層にとどまる）	Ⅰ	Ⅲa	Ⅲa	Ⅲb	Ⅲb	Ⅳa	Ⅳb	Ⅳc
T2（固有筋層に浸潤、これをこえていない）	Ⅰ	Ⅲa	Ⅲb	Ⅲb	Ⅲb	Ⅳa	Ⅳb	Ⅳc
T3（固有筋層をこえているが、漿膜下層または外膜までにとどまる）	Ⅱa	Ⅲb	Ⅲb	Ⅲc	Ⅲc	Ⅳa	Ⅳb	Ⅳc
T4a（漿膜表面に接しているか、これを破って腹腔に露出している）	Ⅱb	Ⅲb	Ⅲc	Ⅲc	Ⅲc	Ⅳa	Ⅳb	Ⅳc
T4b（直接他臓器に接している）	Ⅱc	Ⅲc	Ⅲc	Ⅲc	Ⅲc	Ⅳa	Ⅳb	Ⅳc

[出典] 大腸癌研究会 編、『大腸癌取扱い規約　第9版』金原出版、2018年より一部改変

大腸がんは治せる病気

大腸がんのなかでも、粘膜下層にとどまっている「早期がん」は、内視鏡や手術によって切除することで、ほとんど治癒可能です。

40年前の5年生存率は30％台でしたが、現在では男女とも全体で70％以上まで向上。早期に発見できた場合の5年生存率は95％以上と極めて高く、Ⅱ期で約88％、Ⅲ期でも76％と、遠隔転移がみられる進行がんでも、切除できる状態であれば治癒できることが少なくありません。大腸がんの再発のほとんどは治療後3年以内に起こるため、5年経っても再発しなければ治癒したとみなされます。

●大腸がんの5年相対生存率

ステージ	生存率（％）
Ⅰ期	95.4
Ⅱ期	88.1
Ⅲ期	76.5
Ⅳ期	18.7
不詳	28.5

［出典］がん診療連携拠点病院等院内がん登録 2009-2010年 5年生存率集計

死亡率を下げるには検診受診率の向上が重要

厚生労働省の「平成29年度地域保健・健康増進事業報告」によると、平成28年度の大腸がん検診の受診者数は、463万3580人でした。このうち「がんの疑いあり」と判定された人は28万6815人（6.19％）で、精密検査を受診してがんが発見された人は7943人（0.17％）でした。

日本全体でみた大腸がん検診の受診率は、40～69歳の男性が41.4％、女性が34.5％程度で、アメリカの半分程度です。

●大腸がん検診の受診率（男女別）

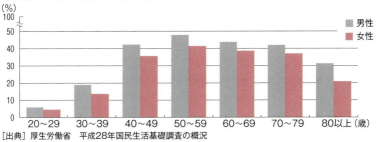

［出典］厚生労働省　平成28年国民生活基礎調査の概況

第3章 | 大腸がん

大腸がんのリスク要因

大腸がんは動物性脂肪の多い食生活など、生活習慣の影響が大きいとされています。また、遺伝的要素もがんの発生に影響します。

食生活の欧米化で大腸がんが増加

　大腸がんは生活習慣とのかかわりが大きい病気です。日本で大腸がんが増えている要因としては、とくに食生活の欧米化による影響が大きいといわれています。

　昔はあまり食べられることのなかった肉類（赤身肉や加工肉）、卵、乳製品など、動物性たんぱく質や脂肪分の摂取量が著しく増えました。一方で、食物繊維や野菜・果物の摂取量が減っていることの影響も示唆されています。食物繊維を多く摂ることで発がん物質を含む便が腸内にとどまる時間が短くなり、大腸がんの発生を防ぐことができるからです。

　食生活の影響と関連して、運動不足も大腸がんのリスク要因だとされています。また、体脂肪の過多、腹部肥満、高身長といった身体的特徴をもつ人は大腸がんのリスクが高いといわれています。

　アルコール摂取や喫煙と大腸がんの関連もわかっています。アルコールについては、少量では影響が少ないものの、エタノール量換算で1日46g以上（ビール約900mL、ワイン約400mL）では2倍に、1日92g以上で3倍に、大腸がんのリスクが高くなるという報告があります。喫煙については、女性の直腸がんの発生との関連が示唆されています。

〈大腸がん予防で大切なこと〉

◎バランスのよい食生活

◎適度な運動

◎アルコールは適量に

◎禁煙

大腸ポリープががん化することも

大腸がんは、正常な細胞ががん化する「デノボがん」と、大腸ポリープががん化してできるものとに分かれます。

大腸ポリープとは、大腸の粘膜層がイボのように隆起してできたもので、「腫瘍性」と「非腫瘍性」とに分かれます。腫瘍性ポリープのなかでも悪性のものががんですが、「腺腫」と呼ばれる良性ポリープが大腸がんになる可能性もあります。

良性のポリープ（腺腫）がすべてがん化するわけではありませんが、腺腫のうちに切除することで大腸がんを予防できます。そのため、腫瘍性ポリープが見つかったときは、それほど大きくなく、良性であっても切除します。

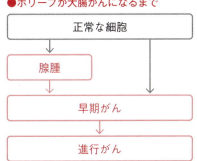

●ポリープが大腸がんになるまで

将来大腸がんになる可能性があるポリープですが、小さなうちはほとんど症状がありません。大きくなると便に血液が混じることがありますが、症状でポリープを見つけることは困難です。ポリープを発見するいちばんよい方法は、大腸がん検診を受けることです。大腸がん検診で行う便潜血検査では、大腸がんだけでなくポリープが見つかることが少なくありません。

大腸にポリープが見つかったら、腫瘍性かどうか、さらに良性かどうかを調べ、良性腺腫や早期がんであれば、内視鏡治療で切除してしまいます。

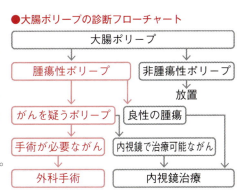

●大腸ポリープの診断フローチャート

大腸がんの家族がいるかどうか

　大腸がんには、親子兄弟などの家族の病歴と関係するものもあります。血縁関係者に大腸がんや大腸ポリープと診断された人がいる場合は、検診の年齢に達していなくても、早めに大腸がん検診を受けることをおすすめします。

　遺伝性の大腸がんとしては、以下のような病気があります。

◎リンチ症候群（HNPCC：遺伝性非ポリポーシス大腸がん）

　家系内に大腸がんなどのがん患者が何人かいる場合、リンチ症候群という遺伝性腫瘍疾患が考えられます。リンチ症候群によるがんは普通のがんと変わりありませんが、家系内にリンチ症候群に関連するがん（大腸がんのほか、子宮体がん、小腸がん、卵巣がん、胃がん、胆道がん、尿路がんなど）に罹患した人が３人以上いて、そのうちの１人が第一度近親者（親、子、きょうだい）である場合は、リンチ症候群が疑われます。リンチ症候群の場合は発症年齢が若く、大腸がん以外のがんにかかるリスクもあるため、大腸がんは20歳代から大腸内視鏡検査を毎年受け、そのほかのがんについても30歳代から検診を受けることが推奨されています。

◎家族性大腸腺腫症（家族性大腸ポリポーシス）

　若年のうちから大腸に100個以上の腺腫ができる遺伝性の病気で、95％の人は35歳までにポリープが発生し、放置すると40歳までにがん化します。ほとんどは無症状ですが、便潜血検査で陽性になります。家族性大腸腺腫症の大腸がんは全大腸がんのうち１％以下と、リンチ症候群に比べて発症頻度は高くありませんが、ほぼ全例でがん化することがわかっているので、診断時に大腸を全部摘出する手術を行います。家族性大腸腺腫症がみられる場合、大腸以外に、胃や十二指腸などの上部消化管の多発性ポリープやがん、甲状腺乳頭がん、骨や歯の異常、網膜の色素変性などを発症することがあります。そのため、ほかのがんについても定期的に検査を行うほか、患者さんの家族も遺伝子検査を受けることが推奨されています。

遺伝カウンセリングを受ける

　リンチ症候群や家族性大腸腺腫症など、遺伝性腫瘍が疑われる場合には、遺伝子検査（遺伝学的検査）、遺伝カウンセリングを受けることができます（いずれも自費診療となります）。遺伝子検査は、遺伝性腫瘍の原因遺伝子の変異を調べる検査で、すでに発症している患者さんに対する診断を目的とした検査と、発症リスクの予測を目的とした検査とがあります。

　遺伝子検査を受ける前には、遺伝子検査とはどのような検査か、遺伝子検査を受けるべきかどうかなどを相談する遺伝カウンセリングを受けます。遺伝性腫瘍の場合、病気の予防や治療、家族の検査などにかかわる医学的問題のほか、家族関係、出産、就職などにも影響があることから、遺伝カウンセラーと呼ばれる専門家と相談の上で慎重に進める必要があります。

こんなときには
医療機関を受診

　早期の大腸がんではほとんど症状がなく、進行すると、便に血が混じる血便、下血、下痢と便秘を繰り返す、便が細い、おなかの張り、残便感、腹痛、貧血、体重減少などがみられます。なかでももっとも高頻度であらわれるのが血便や下血です。これらの症状は痔でみられることもあり、便に血が混じっているからといって大腸がんだとはいえません。痔のなかには、痔核（いぼ痔）や裂肛（切れ痔）などがあり、出血や排便時の痛みなどもあります。こうした症状を痔だと思い込んで放置したために、大腸がんが進行してしまうこともあります。

　また、同様の症状がみられる病気には、肛門がん、潰瘍性大腸炎、クローン病などもあります。いずれも適切な治療が必要な病気ですから、消化器科、胃腸科、肛門科などを受診してください。

第3章 | 大腸がん

大腸がん検診の流れ

大腸がんは40歳以降で増えるので、40歳以上になったら毎年がん検診を受けます。基本は便潜血検査という簡便な検査です。

40歳以上になったら、年に１回受診

大腸がんは40歳代以降、高齢になるほど罹患数、死亡数ともに増えます。そのため大腸がん検診は40歳以上を対象として、毎年１回の受診となっています。

ただし、リンチ症候群、家族性大腸腺腫症といった遺伝性腫瘍（56ページ）が疑われる場合には、40歳という対象年齢にかかわらず、早めに検診を受けてください（リンチ症候群は20〜25歳から大腸内視鏡検査を１〜２年に１回、家族性大腸腺腫症は10〜12歳から大腸内視鏡検査を２年に１回）。大腸ポリープなどの症状がある場合は、健康保険の適用を受けて検査することが可能です。

便潜血検査が基本

大腸がん検診では、便潜血検査を行います。便潜血検査は採便するだけの簡便な検査でありながら、死亡率減少効果が科学的に明らかになっています。大腸内視鏡検査も効果が明らかな検査方法で、人間ドックなどの任意型検診では項目に含まれることがありますが、自治体などの対策型検診では精密検査で行われます。

アメリカでは、50〜75歳の人に対するがん検診を無料にしたところ検診受診率が向上し、対象年齢の約半数が過去10年のうちに大腸内視鏡検査を受けるようになりました。それにより、90年代から大腸がんの患者数・死亡数ともに減少しています。しかし、日本はがん検診受診率がアメリカに比べて低く、がん検診や精密検査の受診率を高めることが大きな課題となっています。

〈大腸がん検診の流れ〉

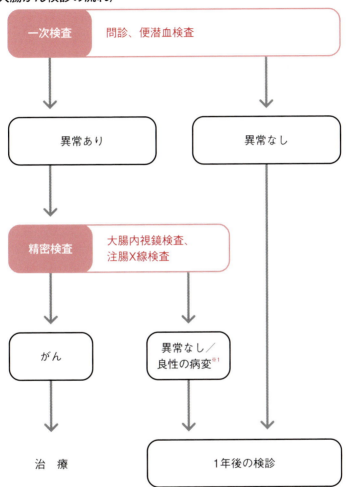

※1　良性の病変（ポリープなど）と診断された場合は、医師の指示に従ってください。

［検査］便潜血検査

便潜血検査は、便の中の血液の有無を調べる検査。毎年受診することで大腸がんによる死亡率が30％以上減少します。

2日間に分けて便を採取する検査

　大腸にがんやポリープがあると、腸内を移動していく便と接触して、便組織に血液が付着します。そうして付着した血液を調べるのが便潜血検査（免疫法）で、便に含まれるヘモグロビンを検出することで、微量の血液でも発見することができます。便潜血検査法としては1日法と2日法があり、大腸がん検診として行われているのは2日法です。

　便潜血検査は、死亡率減少効果に対する十分な証拠がある検査で、毎年連続して受診することで大腸がんの死亡率が33％減少すると報告されています（アメリカ・ミネソタ州の研究）。

　便潜血検査（免疫法）は、偶発症（副作用や事故）の危険性がなく安全で、食事や服薬の制限も不要です。自宅に送られてきたキットを使って2日分の便を採取するだけという簡便さ、一度にたくさんの検査ができて安価であるという点でも、ほかの検査方法に比べて優れています。

　デメリットとしては、偽陰性（がんがあっても見つけられない）、偽陽性（病変がないのに要精密検査となってしまう）があります。

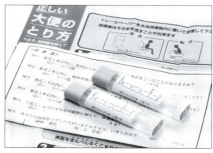

自宅で行う便潜血検査キット

正しい方法で採取して低温で保存

　閉経前の女性の場合、便潜血検査は、生理中は受けることができません。受けたとしても、正しい判断ができない可能性があるので、別の日にあらためて検査を行う必要があります。

　便が軟らかい、硬いといった場合でも検査はできますが、古い便になってしまうと正しい検査が難しくなります。できれば検診前日と当日の2日分の便を提出してください。便秘でどうしても難しい場合は、最長でも5日前までの便として、採取してから提出するまでは冷蔵庫や保冷剤を入れた保冷箱などで保管してください。高温な場所に置いておいた便や時間が経った便では、血液（ヘモグロビン）が減少してしまうからです。

　便を採取するときは、便の表面をまんべんなくこすりとります。このときたくさんの便をとりすぎると、偽陽性の可能性が高くなってしまうので、検査キット先端の溝が埋まるくらいの量が適量です。

●便潜血検査の手順

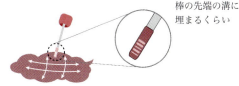
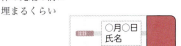

①便の表面を、採便用の棒でまんべんなくこすりとる。

②容器のキャップを閉めて、提出まで冷暗所で保管する。

痔があっても精密検査を受ける

　便潜血検査で陽性と出た人のうち、大腸がんが見つかるのは数％程度です。陽性の20〜50％程度は大腸ポリープで、半数以上は異常なしや痔疾患であるとされています。胃や十二指腸など上部消化管から出血している場合にも、陽性と出ることがあります。

　しかし、痔疾患に違いないと思い込むのは危険です。大腸がんがある可能性もありますから、痔疾患だからといって放置せず、陽性と出たらかならず精密検査を受けてください。

第3章 | 大腸がん

大腸がん検診の精密検査

便潜血検査で「陽性」となった場合は、かならず精密検査を受けて、大腸内視鏡検査で病変の有無を確認します。

便潜血検査陽性なら精密検査

　大腸がん検診の便潜血検査で「陽性」となった場合は、精密検査を受けます。便潜血検査が陽性でも、大腸がんであるとは限りません。便潜血検査を受けた人のうち「陽性」の判定を受ける割合は約7％で、そのなかで実際にがんが見つかる人は3％と、全受診者のうちの1％にもなりません。

　しかし、がんが見つからなくても、将来がんになる可能性のあるポリープを見つけて切除したり、憩室（大腸壁にできた袋状のくぼみ）やその他消化器系の病気が見つかることがあります。精密検査を受けても「異常なし」となる可能性が高いですが、がんの早期発見のためにも、かならず精密検査を受けてください。

　大腸がん検診の精密検査としては、大腸内視鏡検査（全大腸内視鏡検査）が一般的です。施設によっては、便潜血検査と同じタイミングで一次検診として行うこともあります。また、以下のような検査を行うこともあります。こうした検査は、がんの有無を調べるためだけでなく、がんのある場所や大きさ、広がり具合などを調べて、治療方針を検討するために行うものです。

〈大腸がんの精密検査〉
◎大腸内視鏡検査
◎注腸X線造影検査
◎直腸診（直腸指診）
◎CTコロノグラフィ（CTC）
◎カプセル内視鏡検査

50歳を過ぎたらいちどは大腸内視鏡検査を

　大腸内視鏡検査は、先端に小型のCCD（撮像素子）とライトがついた細い管を肛門から挿入して、大腸内を観察する検査です。カメラで直接大腸内を見ることができ、良性ポリープや小さながんも見つけることができます。必要に応じて、観察しながら粘膜組織の一部を切除して調べる（生検）こともあります。

　大腸内視鏡検査のメリットは、感度（がんがある人を正しく診断できる精度）が95％以上と極めて高いことです。カメラ画像を拡大（ズームアップ）することで、数ミリ程度の小さながんや、盛り上がっていない平坦なポリープなども見つけることができます。死亡率減少の効果も高いことがわかっています。便潜血検査のように毎年受診する必要はありませんが、50歳を過ぎたら、いちどは大腸内視鏡検査を受けることをおすすめします。

●大腸内視鏡画像

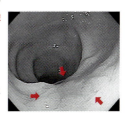

矢印内に陥凹型の早期がんがある。

大腸内視鏡による偶発症のリスク

　大腸内視鏡検査は、偽陰性、偽陽性ともに低いのですが、検査にともなうからだへの負担があり、偶発症（副作用や予期しない損傷）などのリスクがあります。

　偶発症としては、前処置で使う鎮静薬や下剤による腸閉塞や腸管穿孔、アレルギーショック、低血圧、低血糖、不整脈などがあります。また、内視鏡による腸管穿孔や出血、感染症などが考えられます。しかし、2008年から2012年に観察目的で行われた大腸内視鏡による偶発症は0.011％（9000人に1人）と、極めてまれです。

第3章 大腸がん

大腸内視鏡検査の流れ

　大腸内視鏡検査は、腸内を直接観察するため、腸内をきれいにしてから検査を受けます。検査前日は、20時ごろまでに消化のよい食事を摂り、そのまま検査まで絶食となります。20時以降、検査当日も水やお茶などの水分は飲んでも大丈夫です。就寝前に下剤と一緒に、多めの水分を摂るようにしてください。検査当日の服薬については、事前に担当医師と相談してください。

　検査当日は、処置室と呼ばれる部屋で1時間ほどかけて腸管洗浄液（下剤）を2L程度飲み、最初は茶色い便が、薄い黄色、透明な水状になるまで、繰り返し排便することになります。便が透明になったら、検査着、検査用下着に着替えて検査となります。どうしても便の状態がきれいにならないときは、下剤を追加したり、浣腸をしたりすることがあります。検査直前には、腸の動き（蠕動）を抑える薬（鎮痙薬）を注射します。

　検査用のベッドに横になり、肛門から内視鏡を挿入し、腸管のいちばん奥の盲腸まで入れて、徐々に引き戻しながら大腸内を観察していきます。このとき腸内がよく見えるように空気を送り込んで腸管をふくらませるため、腹部に張りを感じることがあります。

　検査にかかる時間は15〜20分程度で、検査中に感じた腹部の張りや痛みは、通常数時間程度で治まります。

〈大腸内視鏡検査の流れ〉

事前準備
・経口腸管洗浄液を約2L飲み、便が透明な水状になるまで排出
・おなかの動きを弱める薬を注射（鎮痛・鎮痙薬の注射）

↓

検査　　15〜20分程度

病変あり　　　　病変なし

組織採取　治療　　検査終了、帰宅

経過観察

鎮静薬を使用した検査ができる施設も

施設によっては、検査による不安や緊張を緩和するために鎮静薬や鎮痛薬を注射することがあります。鎮静薬は、全身麻酔のように意識がなくなることはなく、意識がぼんやりした状態で、受け答えができます。鎮静薬・鎮痛薬を使うと、検査後しばらく眠気が残ったり判断力が低下したりします。鎮静薬を使った検査をする場合、検査当日の自転車、バイク、自動車の運転はできません。

検査の最中にポリープ切除することも

検査中にがんやがんが疑われる病変、ポリープなどを見つけた場合、内視鏡の先端から鉗子やスネアを出して、そのまま組織を切除することがあります。

内視鏡を使った大腸ポリープの切除には、「ポリペクトミー」や「内視鏡的粘膜切除術（EMR）」といった方法があり、ポリープやがんに茎のような部分があるかどうかで使い分けます。

内視鏡検査でポリープ切除を行った場合の偶発症としては、穿孔や切除した部分からの出血があります。粘膜組織の一部を採取する生検でも出血のおそれがありますので、検査当日は激しい運動、飲酒、入浴が禁じられています。

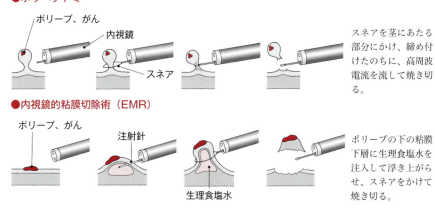

注腸造影検査

　注腸造影検査（注腸X線造影検査）は、肛門から挿入した管を通じてバリウム（造影剤）と空気を入れて、大腸内をX線撮影する検査です。胃のバリウム検査と同じように、液体状のバリウムを大腸の粘膜壁の全体に付着させて、腸壁にできた病変や腸管の狭くなっている場所などを観察することができます。小さながんや平たい病変は見つけにくいことがありますが、がんの位置や大きさ、形などがわかります。

　この検査は大腸の中をきれいにしてから行う必要があるため、検査前日から下剤を飲み、腸内を空にしてから検査をします。また、検査の前には腸の動きを弱める薬（抗コリン薬）を注射します。この薬は、緑内障、高血圧、心臓病、前立腺肥大症などがある人には使えません。

　肛門からバリウムを入れて検査台に横になったら、バリウムが腸の壁のすみずみまで付着するように、からだの向きを変えたり揺さぶるなどして調べます。検査中から検査後しばらくはおなかに張りを感じるほか、バリウムの影響で検査後に便秘をすることがあります。

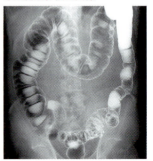
●注腸造影検査画像

直腸診（直腸指診）

　肛門からグローブをはめた指を入れて、肛門近くの直腸内を医師が直接触って調べる方法です。現在は一部の施設で実施しています。直腸診でがんがあるかどうかまではわかりませんが、しこりやポリープなどが見つかることはあります。調べられるのは指で届くところまでなので、大腸全体を調べることはできません。

CTコロノグラフィ（CTC）

　CT機器で体外から撮影した大腸の画像をコンピュータで処理することで、大腸内視鏡のような3次元バーチャル画像を作成して観察する方法です。検査前には大腸内をきれいにし、肛門から炭酸ガスを入れてCT撮影します。肛門から内視鏡を入れず、また下剤の量は大腸内視鏡検査の半分程度で済むので、大腸内視鏡検査に比べて、精神的・肉体的負担が少ない検査だとされています。

　10mm以上の病変ならば大腸内視鏡と同じくらいの精度で見つけることができますが、小さな病変や平らな病変の発見は困難です。CT撮影なので放射線被ばくのリスクもあります。一方で、腸管以外の腹部を同時に観察できる、腸管癒着があっても調べられるというメリットがあります。

●CTC画像　　　　　　　　　　　　　●カプセル内視鏡

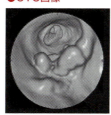
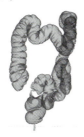

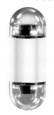

カプセル内視鏡検査

　長さ約30mm、直径約10mmという小さなカプセル状の内視鏡を水と一緒に口から飲み込んで、腸内のようすを撮影します。内視鏡は毎秒最高35回撮影しながら、食道、胃、小腸、大腸へと進んでいき、最後は便とともに排出されます。撮影した画像は、患者さんが装着した記録装置に転送されて記録されます。大腸内視鏡に比べて精神的・肉体的負担の少ない検査方法ですが、腹部の外科手術をした人など大腸内視鏡検査が困難な場合のみ保険適用となります。また、大腸に細くなっている部分があると、カプセルが止まってしまい、手術が必要になることもあります。

第3章 | 大腸がん

高齢者に対する検診のリスク

高齢者の検診はデメリットも大きい

大腸がんは高齢になるほど罹患数、死亡数ともに増えることがわかっていますが、高齢者ががん検診を受けることにはリスクもあるということを理解しておく必要があります。

2009年にアメリカで行われた研究によれば、大腸内視鏡検査にともなう偶発症や事故は、高齢になるほど高くなると報告されています。検査時の穿孔、出血、それにともなう輸血といった偶発症は、66～69歳では1000人当たり5人だったのに対して、70～74歳で5.8人、75～79歳で7.2人、80～84歳で8.8人、85歳以上になると12.1人でした。また、検査後に脳梗塞や心筋梗塞などを発症した人は、66～69歳では1000人当たり12.6人だったのに対して、70～74歳で16人、75～79歳で20.6人、80～84歳で25.7人、85歳以上になると31.8人にもなります。

高齢者のリスクが高くなる理由

高齢になるほど偶発症が増える理由のひとつに、加齢により腸壁が薄くなっていることがあげられます。そのため腸壁が破れやすく、出血してしまいます。

また、高齢者の多くが抗凝固薬を服用していることが影響しています。内視鏡検査では出血リスクが高くなるため、一時的に抗凝固薬を中止することになりますが、それにより血栓ができやすくなり、検査後しばらくして脳梗塞や心筋梗塞を発症するのです。

高齢者が受診する場合、胃がん検診の胃内視鏡検査でも同様の偶発症が起こりえます。前日から絶食をして受診しても、当日になって受診できないことも少なくありません。

80歳以上でがん検診を受けたいという人は、かかりつけの医師や医療機関に相談の上で受診を決めることをおすすめしています。

第4章
肺がん

日本では肺がんの罹患率(りかん)や死亡率が増加し続けています。よく知られているとおり、肺がんの最大のリスクは喫煙ですが、近年ではたばこを吸わない女性の肺がんも増えています。肺がん検診では、たばこを吸わない人には問診と胸部X線検査を行いますが、たくさんたばこを吸うハイリスクの人には喀痰細胞診(かくたん)も行います。

第4章 | 肺がん

肺がんの基礎知識

肺がんは、受動喫煙を含むたばこによりリスクが上昇するがんで、がんの部位別死亡数は男性で1位、女性で2位となっています。

男性の死亡率で第1位の肺がん

欧米では喫煙率の低下にともなって肺がん患者が減少しているのに対して、日本では年々増加し続けています。日本の肺がん患者は、40歳代後半から増え始め、高齢になるほど多くなります。男性のほうが女性より2倍以上も多いのですが、近年では女性の増加が顕著です。部位別死亡数は男性が1位、女性が2位です（9ページ）。

組織型による肺がんの分類

肺はいくつもの細胞から構成されていて、肺がんといってもさまざまなタイプがあります。組織型（がんの組織の状態）による分類では、非小細胞肺がんと小細胞肺がんの2つに分かれます。肺がんの8割以上を占める非小細胞肺がんは、腺がん、扁平上皮がん、大細胞がんに分類され、それぞれに発生する場所や特徴が異なります。たばこを吸わない女性の肺がんの8割以上は肺腺がんです。

●肺門と肺野

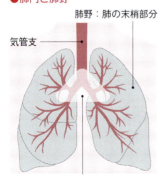

肺野：肺の末梢部分
気管支
肺門：太い気管支が枝分かれした肺の中心部

●肺がんの組織型とその特徴

組織型		多く発生する場所	特徴
非小細胞肺がん	腺がん	肺野	肺がんのなかでもっとも多い。 症状が現れにくい。
	扁平上皮がん	肺門・肺野	咳や血痰などの症状が現れやすい。 喫煙との関連が大きい。
	大細胞がん	肺野	増殖が速い。 小細胞肺がんと同じような性質を示すものがある。
小細胞肺がん		肺門・肺野	増殖が速い。 転移しやすい。 喫煙との関連が大きい。

●年齢階級別罹患率（肺がん、2014年）

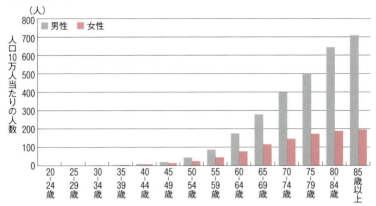

●年齢階級別死亡率（肺がん、2017年）

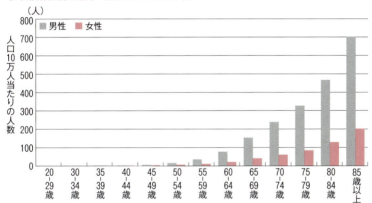

●罹患率、死亡率の推移

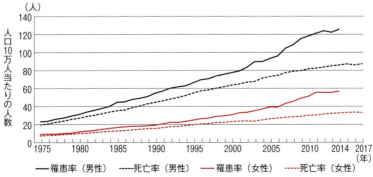

[出典] 国立がん研究センターがん情報サービス「がん登録・統計」

第4章 | 肺がん

がんの大きさと広がりで決まる「病期（ステージ）」

　肺は左右にひとつずつあり、呼吸により酸素を取り入れて二酸化炭素を排出する臓器です。肺の中には気管支が木の枝のように広がっており、先端には肺胞と呼ばれる袋状の組織があります。そして、気管支や肺胞の細胞ががん化したものが肺がんです。転移・再発しやすいのも肺がんの特徴で、血液やリンパ液、呼吸などを介してほかの臓器に広がっていきます。

　治療方針を決める上で重要な肺がんの病期（ステージ）は、腫瘍の大きさや周辺組織との関係（T）、リンパ節転移の程度（N）、肺転移（呼吸や血液によって原発以外の肺に転移したがん）や遠隔転移の有無（M）から決まります。

　T分類は、腫瘍の大きさ、広がり、浸潤の程度から、T1（T1mi、T1a、T1b、T1c）、T2（T2a、T2b）、T3、T4に分かれます。N分類は、リンパ節転移がなければN0、リンパ節転移がある場合はどこまで広がっているかによってN1、N2、N3に分かれます。M分類は、遠隔転移がなければM0となり、遠隔転移があればM1（どの臓器まで広がっているかによってM1a、M1b、M1cに分かれる）となります。TとNとMから、ⅠA期、ⅠB期、ⅡA期、ⅡB期…というように分類されます。

●肺がんの病期（ステージ）

		M0				M1	
		N0	N1	N2	N3	M1a, M1b	M1c
T1	T1mi	ⅠA1				ⅣA	ⅣB
	T1a	ⅠA1	ⅡB	ⅢA	ⅢB		
	T1b	ⅠA2	ⅡB	ⅢA	ⅢB		
	T1c	ⅠA3	ⅡB	ⅢA	ⅢB		
T2	T2a	ⅠB	ⅡB	ⅢA	ⅢB		
	T2b	ⅡA	ⅡB	ⅢA	ⅢB		
T3		ⅡB	ⅢA	ⅢB	ⅢC		
T4		ⅢA	ⅢA	ⅢB	ⅢC		

[出典] 日本肺癌学会 編、『臨床・病理　肺癌取扱い規約　第8版』金原出版、2017年を一部改変

ステージごとの標準治療が確立

がんが上皮内にとどまっているもの、または肺野型で腫瘍の大きさが3cm以下のものは0期と呼ばれますが、0期で見つかることはまれです。

Ⅰ、Ⅱ期は外科手術が標準治療です。手術ができないⅠ、Ⅱ期やⅢ期、Ⅳ期では、化学療法や放射線治療を行います。近年は、抗がん剤、分子標的薬などの新しい薬、放射線治療など新しい治療法が開発され、治療効果が上がっています。

●肺がんの5年相対生存率

ステージ	生存率（%）
Ⅰ期	81.2
Ⅱ期	46.3
Ⅲ期	22.3
Ⅳ期	5.1
不詳	15.2

[出典] がん診療連携拠点病院等院内がん登録 2009-2010年 5年生存率集計

検診受診率を向上させる

厚生労働省の「平成29年度地域保健・健康増進事業報告」によると、平成28年度の肺がん検診の受診者数は、407万5104人でした。このうち「がんの疑いあり」と判定された人は6万5041人（1.60%）で、精密検査を受診してがんが発見された人は1374人（0.03%）でした。

日本全体でみた肺がん検診の受診率は、40〜69歳の男性が47.5%、女性が37.4%程度です。

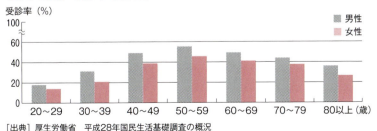

●肺がん検診の受診率（男女別）

[出典] 厚生労働省　平成28年国民生活基礎調査の概況

第4章 | 肺がん

肺がんのリスク要因

肺がんにおけるいちばんのリスク要因は喫煙です。自分ではたばこを吸わない人でも、受動喫煙によって肺がんリスクは上昇します。

喫煙者だけでなく受動喫煙でもリスク増

　肺がんの発生には、喫煙が大きく関係しています。たばこを吸う人はたばこを吸わない人に比べて、肺がんになるリスクが男性で4.4倍、女性で2.8倍高くなるとされています。また、1日に吸うたばこの本数が多く、喫煙年数が長い人ほどリスクが高くなります。しかし、継続して禁煙することで、そのリスクが徐々に低下することもわかっています。

　肺がんのリスクは、たばこを吸わない人にも及びます。本人はたばこを吸わないのに、周囲の喫煙者のたばこの煙を吸ってしまう受動喫煙によっても、肺がんのリスクは1.2～2倍高くなります。

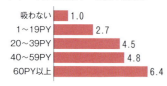

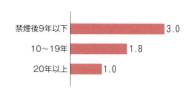

［出典］「がんの統計08」（公益財団法人がん研究振興財団）より作成

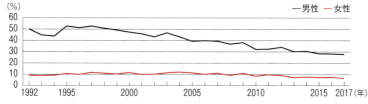

［出典］厚生労働省「国民健康・栄養調査（平成6～29年）」より作成

近年、男女ともに喫煙率は下がっていますが、男性の喫煙率の減少が著しいのに対して、女性の減少率は緩やかでほぼ横ばいです。

喫煙以外のリスク要因

　喫煙以外のリスク要因としては、アルミニウムやヒ素、アスベスト、ラドン、クロム酸、ニッケルなどの有害化学物質にさらされている職業であること、PM2.5（2.5μm以下の微小な浮遊粒子）などの大気汚染があります。また、慢性閉塞性肺疾患（COPD）もリスク要因のひとつで、COPDの人はCOPDでない人に比べて、肺がんにかかるリスクが5倍高くなります。

　家族や近親者に肺がん患者がいる家族歴も、肺がんのリスク要因となります。研究では、肺がん家族歴があるグループは家族歴がないグループに比べてリスクが2倍でした。ただし、家族歴により肺がんリスクが高くなるのは遺伝的要因によるものだけではなく、長年にわたって喫煙を含む生活習慣を共有することも影響していると考えられます。

こんなときには 医療機関を受診

　早期の肺がんはほとんど自覚症状がありませんが、進行すると風邪のような症状が現れます。肺がんのなかでも肺門部にできる扁平上皮がんや小細胞肺がんは、咳や胸の痛み、呼吸するたびに胸がゼーゼーと鳴る、息切れ、声のかすれ、血痰、顔や首の腫れといった症状がみられます。

　こうした症状は、風邪、気管支炎、気管支拡張症、結核でも多く見られるものです。そのため、肺がんであっても発見が遅れ、がんが進行してから見つかることが少なくありません。長引く咳、血痰、胸の痛みを感じるときには呼吸器科を受診しましょう。

第4章 | 肺がん

肺がん検診の流れ

肺がん検診は、40歳以上に対するX線検査と、50歳以上のハイリスク群に対する喀痰細胞診が行われます。

40歳を過ぎたら胸部X線検査

肺がん検診では、40歳以上に対して年に1回、胸部X線検査を行います。胸部X線検査は、肺全体を背部からX線撮影する方法で、精神的・肉体的負担がほとんどなく、手軽にできる検査方法として検診で採用されています。

国内ではさまざまな症例対照研究により、胸部X線検査の死亡率減少効果が認められています。欧米で行われた研究では、胸部X線検査による死亡率減少が確認できなかったという結果が出ていますが、この実験が50年以上前と古く現在よりも医療技術の水準が低かったこと、受診を勧められていながら受けていない人が多数いたこと、非喫煙者も含む日本とは異なり、喫煙者のみを対象としていることなど、日本の研究と同じ条件で行われていません。海外の研究結果をそのまま国内に応用することはできないのです。

50歳以上のハイリスク群は喀痰細胞診

痰を採取して調べる喀痰細胞診は、胸部X線検査と組み合わせて行います。気管支の粘膜に発生する肺門部扁平上皮がんを見つけるための検査で、このタイプのがんはたくさんたばこを吸ったハイリスク群の人にしか起こりません。そのため、50歳以上で喫煙指数（1日に吸うたばこの本数×喫煙年数）が400〜600以上のハイリスク群が対象となります。

ただし、近年このタイプのがんは減少しており、まれな病気となっています。

〈肺がん検診の流れ〉

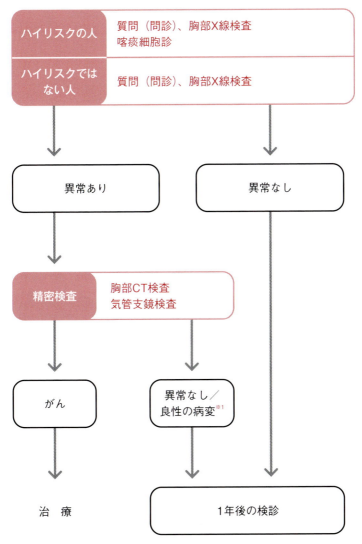

※1　良性の病変と診断された場合は、医師の指示に従ってください。

第4章 | 肺がん

［検査］胸部X線検査

胸部X線検査、喀痰細胞診ともに精神的・肉体的負担が少なく、死亡率減少効果が明らかになっている検査です。

検査中はしっかりと息を止める

　胸部X線検査は、X線を照射してフィルムに濃淡の像を写し出す検査です。X線が通る部分は濃い黒、通りにくいところは白っぽく写り、肺に病変があると白っぽい影が写ります。肺がんのなかでも、肺の末梢部にある肺野部にできたがんの発見に有効な検査です。肺の入り口である肺門部は、気管支や心臓、胸骨などが重なっているため、X線検査では撮影しにくいという弱点があります。

　胸部X線検査を行うにあたっては、食事や内服薬などの制限はありません。しかし、ボタン、襟、金具、プリント、刺繍などがあると写り込んでしまいますので、無地のTシャツなど、検査に影響のない服装にしてください。検査着に着替えて撮影する場合は、ブラジャーなどの下着、ネックレスやイヤリングといったアクセサリー、湿布や磁気絆創膏は外してください。長い髪は上のほうで束ねます。放射線被ばくのある検査ですので、妊娠中または妊娠していると思われる人は受診することができません。

　肺がふくらんだ状態のほうがはっきりと写し出すことができるので、検査中はできるだけ大きく息を吸い込み、しっかりと息を止めるようにしましょう。

●胸部X線検査画像

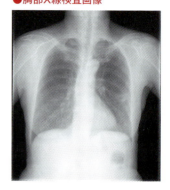

3日分の痰を採取する喀痰細胞診

　喀痰細胞診は、痰を採取して細胞を調べる検査で、太い気管支の粘膜に発生した肺門部扁平上皮がんを見つけるのに有効です。肺門部にできるがんは喫煙者にしか起こらないので、喫煙指数の高いヘビースモーカーのみが対象となります。

　がん検診で行われる喀痰細胞診は、1回だけでは肺がんであってもがん細胞が含まれていない可能性があるので、より精度を高めるために3日分の痰を採取します。

　痰を採取するタイミングとしてもっともよいのは、起床直後です。朝起きたら、うがいをして口の中をきれいにしてから痰を採取します。強く咳をするように、喉の奥のほうから痰を出して、専用の容器に直接入れます。

●喀痰細胞診の検査キット

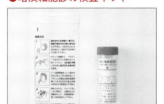

写真提供：株式会社GME

断層画像を撮影する低線量CT検査

　低線量CTは、通常のCT検査よりも少ない照射量にすることで、できるだけ放射線被ばくを少なくする検査です。胸部を断面で撮影するので、胸部X線検査のように心臓や気管支、横隔膜などが重なって写ることがなく、より小さな病変や見つけにくい場所にあるがんでも見つけることができます。

　検査台の上にあおむけで寝て、大きく息を吸って呼吸を止めている10秒前後のうちに肺全体を連続して撮影し、断面画像を作成します。

●低線量CT画像

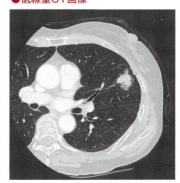

第4章 | 肺がん

肺がん検診の精密検査

肺がん検診の胸部X線検査や喀痰細胞診で「がんの疑いあり」となったら、CT検査や気管支鏡検査を行います。

より感度の高い検査を行う

肺がん検診の胸部X線検査で、肺がんを疑うような所見（周囲との境界が明確な影がある、肺門部に腫瘤影などの異常がある、気管支の狭窄や閉塞などがある）がみられる場合、「肺がんの疑いあり」と判定されます。検診結果で「肺に影がある」と言われると不安になるかもしれませんが、精密検査で実際にがんが見つかるのは、要精密検査となった人のうち0.03％以下です。

胸部X線検査も喀痰細胞診も、集団を対象とした場合の死亡率減少効果が明らかですが、がんを見つける感度はそれほど高くありません。しかし、確率は低くてもがんの可能性はあるのですから、精密検査はかならず受けなければいけません。

肺がんの精密検査では、胸部CT検査のように感度の高い画像検査を行ったり、肺から直接細胞を採取して病理検査を行ったりします。

〈肺がんの精密検査〉
◎胸部CT検査
◎気管支鏡検査
◎超音波気管支鏡ガイド下針生検（EBUS-TBNA）
◎経皮針生検（経皮的針穿刺法）
◎CTガイド下針生検
◎胸腔鏡下生検

大量の輪切り画像を撮影する胸部CT検査

　CT（Computed Tomography：コンピュータ断層撮影）検査は、からだの周辺を回転しながらX線で撮影し、数mmの幅で撮影された画像情報から輪切り画像（横断像）を作製する検査方法です。

　胸部X線検査は、胸から背中までの厚みのある部分を1枚の画像で撮影したものです。そのため肋骨や血管と重なり、画像の解釈に時間がかかってしまいます。対するCT検査は、100枚前後の肺の輪切り画像を作製するため、詳細な観察が可能です。

　現在使われているCT装置は、かつてのCTよりもさらに高精細に細かい間隔で撮影することができ、撮影範囲も広くなり、撮影時間と被ばく量を大幅に短縮できるようになりました。息を止めている時間も数秒間と短くて済みます。

　CT検査では、白っぽく淡い影「すりガラス陰影」が見つかることがあります。「すりガラス陰影」は、前がん病変や極端に進行の遅いがんなど、すぐに治療が必要でない病変なので経過観察となりますが、大きくなったり、白い部分が明確になってきたりした場合には治療が必要になります。

　また、CT検査を受けることで、2〜3mmの小さな結節（円形の影）も見つかります。このような結節は5人に1人くらいの割合で確認されますが、病的なものはほとんどなく、専門医だとしても原因や予後を説明することはできません。

●CTで撮影されたすりガラス陰影　　●マルチスライスCT装置

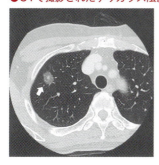
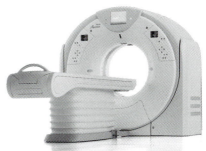

写真提供：キヤノンメディカルシステムズ株式会社

内視鏡による気管支鏡検査

気管支鏡検査は、口や鼻から内視鏡を挿入して肺や気管支を直接観察する検査方法で、「肺カメラ」とも呼ばれます。気管支鏡カメラの管は胃内視鏡に比べて細くなっていますが、からだへの負担がある検査なので、CT検査でがんの疑いが強くなってから、がんを確定するために行う検査です。

検査では、先端に小型のCCD（撮像素子）がついた直径5mm程度の細くてやわらかい管を挿入して気管支内部を観察しますが、胃や大腸とは異なり、肺の病気のほとんどは気管支鏡では見えません。X線やCT画像で異常が見つかった場合に、気管支鏡を通じて病巣まで鉗子を入れて細胞や組織を採取するために行います。

検査を行う数時間前から絶食となり、検査直前には喉に麻酔薬を噴霧して局所麻酔をかけます。検査中は、検査台にあおむけで寝て、心電図や血圧などを測定するモニターを装着してから、内視鏡を挿入していきます。検査時間は20～30分程度で、鎮静薬を使用する施設もあります。

検査には、息苦しさや咳といった合併症、肺や気管支からの出血など偶発症のリスクがあります。血液が固まりにくくする抗凝固薬や血液をさらさらにする抗血小板薬を飲んでいる人は、組織を採取したときに出血が止まらなくなる危険性がありますので、とくに注意が必要です。

●気管支鏡

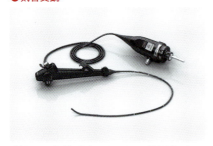

直径5mm程度の細くてやわらかい管を挿入する。
写真提供：オリンパス株式会社

●気管支鏡検査の方法

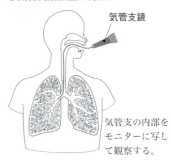

気管支鏡

気管支の内部をモニターに写して観察する。

気管支鏡ができない場合に行う生検

気管支鏡検査では診断がつかない場合、背中や胸から針を刺して細胞や組織を採取する検査（生検）を行います。病巣が肺の末端（肺野）にあって気管支鏡が届かない場合は、肋骨の間から針を刺して肺の組織を採取する経皮針生検（経皮的針穿刺法）を行います。また、CTで肺のようすを観察しながらCTガイド下針生検を行うこともあります。

超音波気管支鏡ガイド下針生検（EBUS-TBNA）は、先端がCCDではなく超音波プローブになっていて、超音波で調べながら生検をする方法で、リンパ節転移を調べるのに適しています。

診断と治療を兼ねて、小さく切った胸の穴から胸腔鏡と呼ばれる内視鏡を挿入して行う胸腔鏡検査や、手術で胸を切開して行う外科的肺生検という方法もありますが、これらは入院で全身麻酔が必要となります。

精密検査は専門医のいる施設で

マルチスライスCTやCTガイド下針生検のように、精度の高い検査方法がいくつも開発されましたが、いくら画像が高精度になっても、肺がんの形態は一様ではありません。とくにCOPDや肺線維症、結核の既往がある場合、良性・悪性の鑑別には高い専門性が要求されます。

そのため精密検査を行うときは、呼吸器科や放射線科の専門医がいる施設で検査することをおすすめします。気管支鏡検査のようにからだへの負担が大きい検査であればなおさら、経験豊富な専門医であることが重要なポイントになります。

第4章　肺がん

（ がんを予防するなら
まず禁煙！ ）

喫煙はさまざまながんに関連する

　肺がんと喫煙の関連はよく知られていますが、喫煙によりリスクが高くなるのは肺がんだけではありません。世界では喫煙とがんに関する多くの研究がなされており、喫煙がさまざまながん発症の原因になっていることがわかっています。

　たばこを吸う人に発症リスクが高いがんは、肺がんをはじめ、口腔・咽頭がん、食道がん、肝臓がん、胃がん、膵がん、膀胱がん、子宮頸がんです。また、脳卒中、虚血性心疾患、腹部大動脈瘤など、命にかかわる病気への影響も少なくありません。

　がんに対するたばこの影響としては、がん患者がたばこを吸うことで再発・転移の可能性が高くなること、治療効果が低下すること、新たにがんが発生する二次がんのリスクがあることも明らかになっています。

やめられない人は禁煙治療を

　禁煙はがんを予防する第一歩となりますが、長年の喫煙習慣がある人には難しいことです。自分ひとりの力で禁煙をしようとして、1年以上禁煙できた人はわずか1～3％だという報告もあります。

　そのような人には行動療法や薬物療法など禁煙を支援する医療があります。日本では禁煙治療は保険適用となっていて、2016年度からは未成年者や若年の喫煙者にも保険適用が拡大されました。どうしても自分ひとりでは止められそうにないという人は、禁煙治療を実施している医療機関を受診してみてください。

84

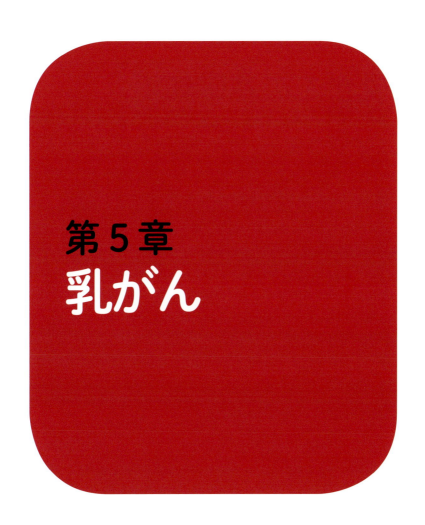

第5章
乳がん

若い有名人が乳がんにかかったとニュースで報道されると、20歳代、30歳代の女性が乳がん検診を希望してきます。乳がんの心配を取り除きたい気持ちはわかりますが、若い世代が乳がん検診を受けてもがんが見つかることは極めてまれです。本来不必要な検査や治療に時間をかけたり、精神的に大きなストレスを感じたりするデメリットも無視できません。

第5章 | 乳がん

乳がんの基礎知識

乳がんは、女性がかかるがんのなかでいちばん患者数が多く、日本では年々増加しています。とくに増えているのが早期がんです。

生涯でかかる確率は11人に1人

日本では乳がんの罹患数（新たにがんにかかった人の数）が増え続けており、1977年からの35年間で約7倍にも増加しました。2018年に乳がんと診断された人は約8万6000人にものぼります（罹患数予想）。現在では、日本人女性の11人に1人の割合で生涯のうちに乳がんにかかるリスクがあります。

乳がんは30歳代から増え始め、40〜50歳の女性にもっとも多く、高齢になるほど減少します。しかし近年では、閉経後に乳がんにかかる人も増えています。

ほとんどは乳管で発生する

乳がんは、母乳を分泌する乳腺のうち、乳管という管で発生することがほとんどです。また、乳管に発生した乳がんは、しこりにもならないほど早期の段階で小さながん細胞が乳腺組織からこぼれ落ち、リンパ節やほかの臓器に転移することがあります。しかし、乳がんは進行が遅く、早期発見すれば治すことができます。

●乳房のしくみ

腺房
小葉
乳腺
乳管
乳頭
脂肪組織
クーパー靱帯
肋骨
筋肉
胸筋膜

●乳がんのできやすい部位

わきの下から乳房
上外側 約53%
全体にまたがる
約4%
乳房上内側
約19%
乳房中央部
約4%
乳房下内側
約6%
乳房下外側
約14%

上記の数値は、公益財団法人日本対がん協会ホームページ内の東北大学病院データより転載

●年齢階級別罹患率・死亡率（上皮内がんを含む乳がん、2014年）

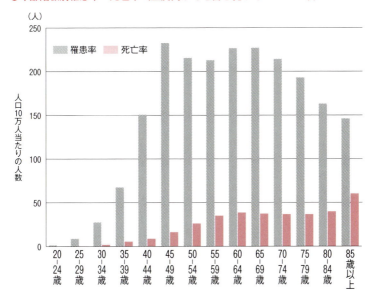

●罹患率・死亡率の推移（上皮内がんを含む乳がん）

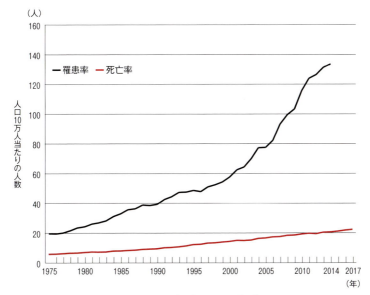

［出典］国立がん研究センターがん情報サービス「がん登録・統計」

第5章 │ 乳がん

治療の目安となる「病期（ステージ）」と「タイプ」

　乳がんの「病期（ステージ）」は、がんがどれくらい広がっているか（T）、リンパ節への転移があるか（N）、ほかの臓器への遠隔転移があるか（M）といった要素から、0期、I期、II期（IIA、IIB）、III期（IIIA、IIIB、IIIC）、IV期の5段階に分類されます。そして、ステージ分類により治療方針を決めます。

　また、乳がんの治療では「がんのタイプ」も重要です。乳がんでは、がん細胞の増殖にかかわるたんぱく質を調べて分類し、薬物療法（化学療法、分子標的薬治療、ホルモン療法）を選択します。調べるたんぱく質は、ホルモン受容体（エストロゲン受容体、プロゲステロン受容体）、HER2、Ki67です。このようながんのタイプによる分類を「サブタイプ分類」といいます。サブタイプ分類を調べることで、将来の再発リスクをある程度推測することもできます。

　乳がん治療は、ステージやがんのタイプ、ほかの病気の有無や患者さんの年齢、ライフスタイルなどを考慮した上で、手術、薬物療法、放射線治療を組み合わせて行います。

●乳がんの病期（ステージ）

		非浸潤がん	浸潤がん				
		Tis	T0（しこりはない）	T1（しこりの最大径2cm以下）	T2（しこりの最大径が2cm超 5cm以下）	T3（しこりの最大径5cm超）	T4（しこりの大きさを問わない）
M0（他の臓器への転移なし）	N0（リンパ節への転移なし）	0		I	IIA	IIB	IIIB
	N1（わきの下のリンパ節に転移。指で押すと動く）		IIA	IIA	IIB	IIIA	IIIB
	N2（わきの下や胸骨そばのリンパ節に転移。押しても動かない）		IIIA	IIIA	IIIA	IIIA	IIIB
	N3（わきの下、胸骨、鎖骨の上のリンパ節に転移）		IIIC	IIIC	IIIC	IIIC	IIIC
M1（他の臓器への転移あり）			IV	IV	IV	IV	IV

［出典］日本乳癌学会 編，『臨床・病理 乳癌取扱い規約 第18版』金原出版，2018年 をもとに作成

88

ステージがⅠ期ならほぼ根治できる

　乳がんのステージ分類のうち、しこりの認められない0期は非浸潤がんと呼ばれ、がんが乳管や小葉内にとどまっている状態です。乳がんは腫瘍がかなり小さくても、タンポポの綿毛が飛ぶように小さながん細胞が全身に散らばるのですが（微小転移）、0期であれば転移のリスクがほとんどなく、手術で取り切ることができます。

　Ⅰ期以降は浸潤がんと呼ばれますが、ほかのがんに比べて進行が遅く、5年生存率はⅢ期でも約80％です。手術で取り切れなかったがんがあっても、薬物療法や放射線治療と組み合わせることで再発や転移を防ぐことができます。

●乳がんの5年相対生存率

ステージ	生存率（%）
Ⅰ期	99.8
Ⅱ期	95.9
Ⅲ期	79.9
Ⅳ期	37.2
不詳	70.4

［出典］がん診療連携拠点病院等院内がん登録 2009-2010年 5年生存率集計

早期発見のために検診を受診

　厚生労働省の「平成29年度地域保健・健康増進事業報告」によると、平成28年度の乳がん検診の受診者数は、258万4439人でした。このうち「がんの疑いあり」と判定された人は17万6836人（6.84％）で、精密検査を受診してがんが発見された人は7336人（0.28％）でした。

　過去2年間でのデータでは、40～69歳の乳がん検診受診率は44.9％と半分にも達していません。

●乳がん検診の受診率（女性）

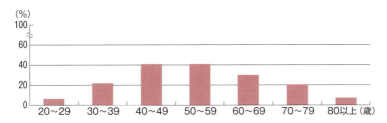

［出典］厚生労働省　平成28年国民生活基礎調査の概況

第5章 | 乳がん

乳がんのリスク要因

乳がんの発生には、女性ホルモンが大きく影響します。そのため、月経回数が多いことがリスク要因となります。

女性ホルモンの影響が大きい

乳がんは、女性ホルモン（エストロゲン）の影響を受けます。長年にわたってエストロゲンのレベルが高い状態にあると、乳がんのリスクが高くなることがわかっています。「初潮が早い」「閉経が遅い」「出産経験がない」など生涯を通じて月経期間が長いことが乳がんのリスク要因となっているのは、月経期間中はエストロゲンが大量に分泌されるからです。

乳がんが増えている背景には、女性の晩婚化、少子化など、ライフスタイルの変化も関係していると考えられています。出産する回数が減る、または遅くなることで、それだけエストロゲンを分泌する期間が長くなるからです。

女性ホルモン以外の要因としては、毎日たくさんのお酒を飲む、閉経後の肥満などがあります。逆に、習慣的に運動をしている人は乳がんにかかりにくいといわれています。

●乳がんのリスクが高い人

◎初潮が早い
◎閉経が遅い
◎月経周期が短い
◎出産経験がない
◎初産年齢が高い
◎授乳経験がない、または期間が短い
◎閉経後の肥満
◎飲酒の習慣がある

◎運動の習慣がない
◎身長が高い
◎良性の乳腺疾患にかかったことがある
◎子宮体がんや卵巣がんにかかったことがある
◎ホルモン補充療法を受けている
◎乳がんにかかった家族がいる

遺伝性・家族性の乳がん

　乳がんの患者さんのうちの5〜10％くらいは、乳がんにかかりやすい遺伝子変異を親から受け継いだ「遺伝性乳がん」だと考えられています。乳がんの発生にかかわる遺伝子としては、「BRCA1」と「BRCA2」が知られています。本来はがんの増殖を抑えるはたらきをする遺伝子ですが、この部分に異常があると乳がんを発症しやすくなるだけでなく、卵巣がんにかかるリスクも高くなります。

　また、家族のなかに複数の乳がん患者がいる場合は「家族性乳がん」と呼ばれます。家族性乳がんの人は乳がんにかかりやすい遺伝子変異をもっていませんが、親、子、姉妹に乳がん患者がいる人は、家族に乳がん患者がいない女性に比べて2倍以上も乳がん発症リスクが高いのです（祖母、孫、おば、姪の場合は1.5倍）。

こんなときには 医療機関を受診

　乳がんの症状として代表的なものは、胸を触ったときのしこりです。月経周期によっては胸が張ってしこりを感じることがあり、しこりがあるからといってかならずしも乳がんとは限りません。しかし自己判断せずに受診することが大切です。「痛みがあるしこりは乳がんではない」という話もよく耳にしますが、痛みをともなう乳がんもあります。痛みの有無だけで判断するのは危険です。

　しこり以外の症状としては、胸にえくぼのようなくぼみがある、皮膚の赤み、腫れ、乳頭から血液が混じった分泌物がある、乳頭部分の湿疹などがあります。これらの症状は、月経周期による女性ホルモンの影響や良性腫瘍によるものかもしれません。しかし、乳がん以外の乳腺の病気である可能性もありますから、かならず乳腺科を受診してください。

第5章 | 乳がん

乳がん検診の流れ

40歳以上の女性を対象とした乳がん検診では、2年に1回、マンモグラフィ検査を行います。

40歳以上は2年に1回マンモグラフィ

　乳がん検診は、40歳を過ぎたら、2年に1回受けます。乳がん検診の方法として、死亡率減少の効果が明らかになっているのはマンモグラフィです。2枚の透明な板で胸を挟んでX線撮影するマンモグラフィ検査は、小さなしこりでも発見することができます。

　以前は視触診が行われていましたが、視触診単独での死亡率減少効果は確認できていません。そのため、視触診をするときはかならずマンモグラフィと併用する必要があります。

40歳未満ではデメリットが大きい

　乳がん検診を受けたいという若い世代も少なくありませんが、乳がん検診による死亡率減少効果を確認できているのは40歳以上で、40歳より若い世代についての効果は不明です。そもそも20歳代で乳がんにかかるのは10万人に1人、30歳代でも数千人に1人と、交通事故の死亡割合と同じくらいです。それが40歳代になると400人に1人と急増します。

　しかも、20、30歳代で見つかる乳腺のしこりのほとんどは、乳腺炎などの良性のものです。それでもしこりが見つかれば生検などの精密検査が必要となります。精密検査が必要だと言われたときの精神的不安は大きく、結果が良性だとわかっても不安が長期化することがあります。もちろん、20歳代、30歳代が絶対に乳がんにかからないというわけではありません。気になる症状があるならば、年齢に関係なく、医療機関を受診して検査をしてもらってください。

92

〈乳がん検診の流れ〉

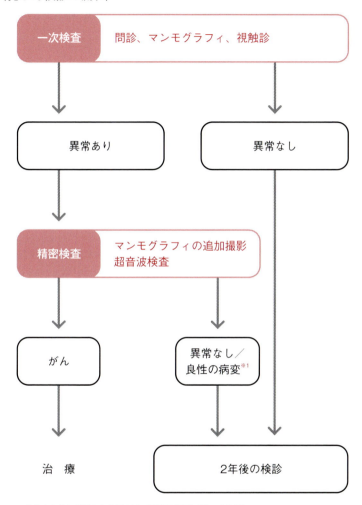

※1 良性の病変と診断された場合は、医師の指示に従ってください。

第5章 乳がん

［検査］マンモグラフィ

乳がんの死亡率減少効果があることが明らかなマンモグラフィは、乳房を透明な板で挟んでX線撮影をする検査です。

乳房を上下左右方向から挟んでX線撮影

　マンモグラフィは乳房X線検査とも呼ばれるもので、乳房を透明な板で挟み、薄くのばした状態で撮影します。薄くのばすことで乳腺の重なりが少なくなり、病変を見つけやすくなります。また、薄くした分、放射線量が少なくなるというメリットもあります。

　マンモグラフィは、触ってもしこりを感じない石灰化（乳腺の中にできたカルシウムの集まり）を見つけることが得意な検査でもあります。石灰化のすべてが乳がんではなく、良性腫瘍や正常乳腺にも石灰化はみられますが、乳がんによる石灰化もありますから、石灰化を検出することはとても重要です。

　検査では、左右それぞれの乳房を上下方向・左右方向から、計4枚撮影します。リンパ節まで写るように胸からわきの下までを挟み込むので痛みを感じることもあり、恐怖心からマンモグラフィを受けられずにいる人もいます。しかし強い痛みを感じる場合には、技師に訴えれば、緩めたり、痛くなりにくい角度で挟むなどしてくれます（多くの施設で女性技師が撮影をしています）。乳房が張っていない月経後に受診することでも、検査時の痛みは和らぎます。

●マンモグラフィのようす

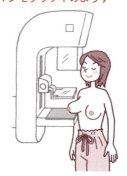

透明な板で乳房を挟み、できるだけ薄くのばして撮影する。

放射線被ばくや高濃度乳房のリスク

マンモグラフィのデメリットとしては放射線被ばくがあります。ただしマンモグラフィの放射線は胃X線検査の数分の1とかなり低線量で、からだの一部にしか照射しませんので、健康に影響するレベルではありません。ただし、妊娠中・授乳中、豊胸手術をしている人、ペースメーカーやシャントの入っている人は、マンモグラフィを受けることができません。

また、乳房の中の乳腺が多い「高濃度乳房」と呼ばれるタイプをマンモグラフィで撮影すると、乳房全体が白っぽく写り、乳がんが見つかりにくいとされています。しかし、乳腺は加齢とともに減少しますし、出産・授乳経験によっても乳房の構成は変化します。高濃度乳房であることの乳がんリスクは明らかになっていません。

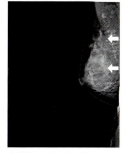

●マンモグラフィ診断画像

広範囲の石灰化が写っている。矢印の先が乳がん。

超音波（エコー）検査の効果は研究中

乳房の表面から超音波をあてて、超音波の反射のようすから病変の有無を調べるのが超音波（エコー）検査です。放射線被ばくの心配がなく、妊娠中・授乳中でも受けることができます。マンモグラフィが苦手とする高濃度乳房や乳腺の多い若い世代でも小さなしこりを見つけることができます。しかし、がん検診で行う場合の死亡率減少効果が明らかになっていないため、現在、40歳代でマンモグラフィと併用する場合の研究が進められています。

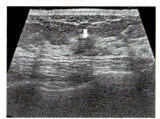

●超音波診断画像

矢印の先が乳がん

乳がん検診の精密検査

マンモグラフィでしこりや石灰化が見つかった場合は、細胞診や超音波検査などでさらに詳しく調べます。

病変が悪性か良性かを調べる

視触診でしこりが見つかったり、マンモグラフィや超音波検査で腫瘍のような影や石灰化が見られた場合、精密検査を受けて乳がんかどうかを調べます。乳がん検診を受けた人のうち実際に乳がんが見つかる割合は約0.3％と、胃がんや肺がんに比べて高い（胃がん、肺がんは0.1％以下）ですが、乳がんのステージⅠならば5年生存率はほぼ100％です。早期発見のためにも精密検査を受けてください。

乳がんの精密検査では、さらに詳しく調べるために再度マンモグラフィを行って多方向から観察したり、超音波検査で腫瘍が良性か悪性かを調べます。マンモグラフィや超音波検査によりがんの疑いがある場合には、細胞や組織を採取して良性か悪性かなどを詳しく調べる病理検査を行います。

細胞診、組織診に加えて、乳房MRIや乳房CTといった画像診断を行い、がんの広がり具合やリンパ節への転移などを詳しく調べます。MRIやCTでは造影剤を使用することもあります。

〈乳がんの精密検査〉
◎デジタルマンモグラフィ
◎超音波検査
◎穿刺吸引細胞診
◎針生検（マンモトーム生検）
◎乳房MRI検査
◎乳房CT検査

針を刺して細胞や組織を採取する検査

　細胞や組織を採取する方法としては、細い注射針を刺して細胞を吸い出す「穿刺吸引細胞診」や、やや太い専用針を使って組織を取り出す「針生検（組織診）」があります。乳頭からの分泌物（乳汁）の細胞診を行うこともあります。

　「穿刺吸引細胞診」は、超音波でしこりの位置を確認しながら行います。極めて細い針を使うので、からだへの負担が少なくて済みますが、採取できる細胞の量が少なく、偽陽性や偽陰性など正しく診断できない可能性があります。

　針生検の一種で、太めの専用針を差し込んで組織を切り取る「マンモトーム生検」は、調べられる細胞や組織の量が多く、より正確に詳しく調べられるというメリットがあります。ただし、局所麻酔により針を刺し、数mm程度の傷が残るなどからだへの負担がある検査です。

●穿刺吸引細胞診

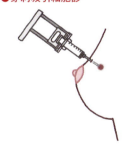

超音波で病変を確認しながらとても細い針を差し込むので、局所麻酔は使わない。

●針生検（マンモトーム生検）

局所麻酔を使い、マンモグラフィや超音波で病変のある採取場所を確認しながら採取する。

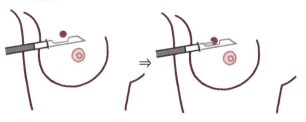

針の側面についている口から病変部を吸引し、内刃で切り取る。

第5章 | 乳がん

乳がんにかかった 家族がいたら？

遺伝子変異の可能性を考える

遺伝性乳がんの原因遺伝子としては「BRCA1」と「BRCA2」が知られています。こうした遺伝子の変異は、2分の1の確率で親から子へ遺伝するので、親子、姉妹で乳がんにかかる確率が高くなるのです。

遺伝性乳がんの特徴としては、「40歳未満の若年で発生する」「両側の乳房に初発乳がんができる」「卵巣がんを発症する」「家族のなかに複数の乳がん・卵巣がん患者がいる」「家族のなかに乳がんになった男性がいる」といったものがあります。

遺伝子検査で遺伝リスクを診断

家族に乳がん患者がいるというだけで遺伝性乳がんとは限りませんが、遺伝子検査（BRCA1／BRCA2検査）をすることで、どれくらいリスクが高いかを調べることが可能です。

遺伝子検査は血液を採取するだけでできますが、検査や予防を目的とした遺伝子検査は自費診療となります。検査結果が陽性だった場合には、ほかの家族への遺伝の問題、将来の乳がん発症への不安などが生じることを知っておかなければいけません。そこで遺伝子検査を行う施設では、遺伝カウンセリングを実施して精神的ケアにあたります。

日本では一般的ではありませんが、欧米ではBRCA1／2の変異による遺伝性腫瘍「HBOC（遺伝性乳がん・卵巣がん症候群）」と診断された人に対して、発症前に乳房や卵巣を切除する予防的切除手術を行うことがあります。

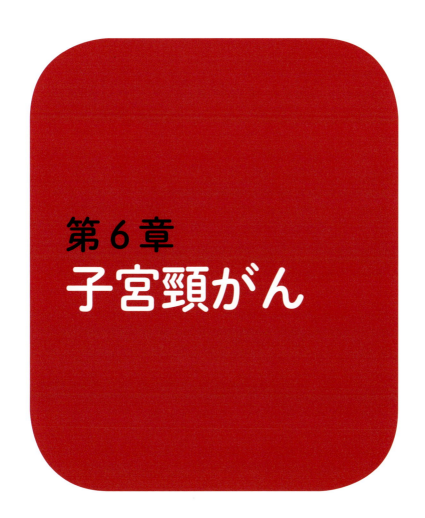

第6章
子宮頸がん

子宮頸がんは他の多くのがんと違い、若い世代に多いがんです。20歳を過ぎたら2年に1回のペースで検診を受けることができますが、残念ながら20歳代の受診率は20％程度にとどまっています。これから妊娠・出産を考える年代は、子宮頸がん検診をきちんと受診することが大切です。

第6章｜子宮頸がん

子宮頸がんの基礎知識

子宮の入り口にできる子宮頸がんは30歳代から40歳代がいちばん多く、20歳代での罹患者数が年々増えています。

20歳代の子宮頸がん患者が急増

多くのがんは年齢が高くなるほど罹患数、死亡数ともに増えるのに対して、子宮頸がんは30歳代から40歳代の罹患数、死亡数がもっとも高くなります。日本では40歳以上の子宮頸がん患者は減りつつありますが、20歳代では急増しています。日本で１年間に子宮頸がんで亡くなる人は約2900人です。

子宮頸がんの発生にはヒトパピローマウイルス（HPV）の感染が影響していることから、感染機会の多い若い世代に子宮頸がんが多いと考えられています。

子宮体がんは50歳代、60歳代に多い

子宮頸がんは、胎児を育てる子宮の入り口付近にあたる子宮頸部に発生します。一方、子宮内膜に発生する子宮体がんは、40歳後半から増え始めて、50歳代、60歳代でもっとも増えるがんです。

子宮頸がんと子宮体がんをあわせて子宮がんと呼ぶこともありますが、これらは発生する場所が違うだけでなく、発生原因や進行の仕方も違います。

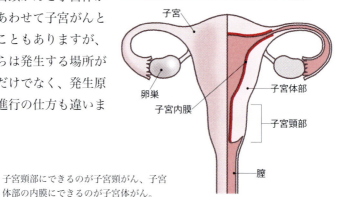

●子宮頸がんと子宮体がんが発生する部位

子宮頸部にできるのが子宮頸がん、子宮体部の内膜にできるのが子宮体がん。

●年齢階級別罹患率・死亡率（上皮内がんを含む子宮頸がん、2014年）

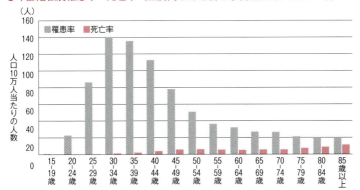

●罹患率の推移（上皮内がんを含む子宮頸がん、1975〜2014年）

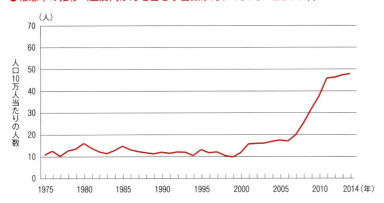

●死亡率の推移（子宮頸がん、1958〜2017年）

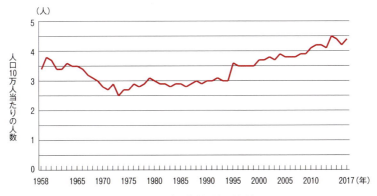

［出典］国立がん研究センターがん情報サービス「がん登録・統計」

第6章 | 子宮頸がん

がんの広がり具合で細かく分類

　子宮頸がんは、がんの前段階（前がん病変）である「異形成（CIN）」、子宮頸部の粘膜表面にがんがとどまっている「上皮内がん」、粘膜より深くまで広がっている「浸潤がん」に分類されます。進行具合を示す「病期（ステージ）」では、異形成はまだがんになる前で、上皮内がんも前がん病変に含まれています。浸潤がんについては、がんの大きさ、粘膜内にどれくらいの深さまで広がっているか、リンパ節転移、遠隔転移などから、Ⅰ期からⅣ期の4段階に分類されます。

　それぞれのステージは、Ⅰ期（ⅠA［ⅠA1、ⅠA2］、ⅠB［ⅠB1、ⅠB2］）、Ⅱ期（ⅡA［ⅡA1、ⅡA2］、ⅡB）、Ⅲ期（ⅢA、ⅢB）、Ⅳ期（ⅣA、ⅣB）と、さらに細かく分かれます。

●子宮頸がんの病期（ステージ）

Ⅰ期 子宮頸部にとどまる	ⅠA	ⅠA1	広がりが7mmをこえず深さ3mm以内
		ⅠA2	広がりが7mmをこえず深さ3〜5mm
	ⅠB	ⅠB1	病巣が4cm以内
		ⅠB2	病巣が4cmをこえる
Ⅱ期 子宮頸部をこえて広がるが、骨盤壁または膣壁下1/3には達しない	ⅡA	ⅡA1	膣壁に浸潤し、病巣が4cm以下
		ⅡA2	膣壁に浸潤し、病巣が4cmをこえる
	ⅡB		子宮頸部の周辺組織まで広がる
Ⅲ期 骨盤壁に達する、または膣壁下1/3に浸潤	ⅢA		膣壁浸潤が膣壁下1/3に達する
	ⅢB		子宮頸部周囲の組織に広がり骨盤壁まで達する、または水腎症や無機能腎
Ⅳ期 小骨盤腔をこえる、膀胱・直腸の粘膜に達する	ⅣA		膀胱・直腸の粘膜への浸潤がある
	ⅣB		小骨盤腔をこえて広がる

［出典］日本産科婦人科学会・日本病理学会 編、『子宮頸癌取扱い規約　病理編　第4版』金原出版、
　　　　2017年　をもとに作成

子宮の入り口にあり早期発見しやすい

子宮頸がんは、HPVに感染した後、前がん病変、上皮内がんを経て、浸潤がんになるまで、数年から数十年かけてゆっくりと進行します。また、子宮頸部という子宮の入り口付近にがんが発生するため、検診や診察で調べやすく、前がん病変の段階でも見つけることができます。

ステージⅠ期までの早期であれば予後がよく、前がん病変、0期の上皮内がんなどの超早期に発見できれば、子宮を温存した治療が可能です。進行するほどに治療が難しくなるので、早期での発見が大変重要となります。

●子宮頸がんの5年相対生存率

ステージ	生存率（％）
Ⅰ期	95.3
Ⅱ期	78.7
Ⅲ期	61.4
Ⅳ期	25.2
不詳	55.2

［出典］がん診療連携拠点病院等院内がん登録 2009-2010 5年生存率集計

20歳代の受診率はまだ低い

厚生労働省の「平成29年度地域保健・健康増進事業報告」によると、平成28年度の子宮がん検診（子宮頸がん検診）の受診者数は、380万4714人でした。このうち「がんの疑いあり」と判定された人は8万882人（2.13％）で、精密検査を受診してがんが発見された人は1355人（0.04％）でした。

子宮頸がん検診は唯一20歳から受診対象となっていますが、20歳代の検診受診率はわずか20.6％でしかありません。

●子宮頸がん検診の受診率（女性）

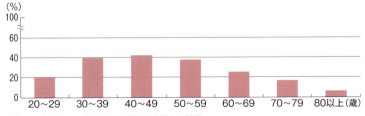

［出典］厚生労働省　平成28年国民生活基礎調査の概況

子宮頸がんのリスク要因

子宮頸がんはヒトパピローマウイルス（HPV）に感染し、そのままウイルスが排除されずに感染が持続することで発生します。

HPV感染から子宮頸がんに

子宮頸がんの発生には、ヒトパピローマウイルス（HPV）の感染が関係しており、子宮頸がんの患者さんの90％以上からHPVが検出されます。しかし、HPVは男女ともに誰でもいちどは感染したことのあるありふれたウイルスで、HPVに感染したからといって、かならず子宮頸がんにかかるわけではありません。

主な感染経路は性行為で、性交経験のある女性の半分以上はHPVに感染しています。子宮頸部にHPVが感染しても、90％以上は免疫機能により排除されますが、HPVが排除されず長期間感染が続くことで、細胞が変化して前がん病変となり、そのうちの一部が子宮頸がんになります。

前がん病変は、軽度なものから順に、ＣＩＮ1、ＣＩＮ2、ＣＩＮ3という3段階に分類されています。異形成とはがんに進行する可能性のある異常な細胞が増えた状態のことで、ＣＩＮ1、ＣＩＮ2では自然に治りますが、異常な細胞が増えたＣＩＮ3になるとがん化する可能性が高くなるのです。

●HPV感染から子宮頸がんになるまで

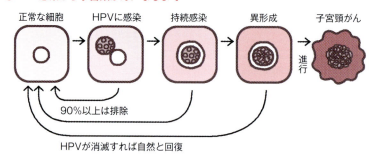

出産回数の多さや喫煙もリスク要因

　子宮頸がんについては、若年での性交経験や性的パートナーが多いこともリスク要因となります。最初の性交年齢が17歳以下でパートナーが６人以上の女性は、最初の性交年齢が21歳以上でパートナーが１人の女性よりも子宮頸がんリスクが２倍以上高いとされています。また、出産回数が多い、経口避妊薬（ピル）の長期間服用、受動喫煙を含む喫煙も子宮頸がんリスクを高めます。

　それに対して、性交時のコンドーム使用、禁煙には子宮頸がん予防の効果があります。

　ちなみに、子宮体がんは女性ホルモン（エストロゲン）の影響が大きく、出産回数が少ない、閉経が遅いといったことがリスク要因となります。肥満や糖尿病、高血圧、喫煙なども子宮体がんのリスク要因です。

こんなときには 医療機関を受診

　子宮頸がんの初期は、まったく症状がありません。ある程度進行すると、月経以外の不正出血、匂いの強いおりもの、茶褐色・黒褐色のおりものなどの症状が現れます。

　一方、子宮体がんは初期の段階で不正出血がみられます。閉経後の出血にも注意が必要です。

　月経以外の出血や性交時の出血、普段とは違うおりもの、月経量が多い、月経期間が長いなどの違和感があるときは婦人科を受診しましょう。子宮頸がん、子宮体がんではなくても、子宮筋腫や卵巣嚢胞などの婦人科系の疾患を発見することにつながります。

第6章 子宮頸がん

子宮頸がん検診の流れ

子宮頸がん検診は、20歳以上で2年に1回受けます。検診では子宮頸部の細胞をこすり取る細胞診が行われます。

20歳を過ぎたら2年に1回受診

子宮頸がん検診は、5つのがん検診のなかで唯一20歳代から受けることができる検診です。子宮頸がんは20歳代から患者数が増え始めますが、進行がゆっくりであることから、受診間隔は2年に1回とされています。欧米では3回連続して異常なしだった場合には3年に1回にするなど、受診間隔をのばしている国もあります。

厚生労働省の女性特有のがん検診推進事業として、20・25・30・35・40歳の女性を対象に、子宮頸がん検診の無料クーポンが配布されていますので、自治体のがん検診を受ける人は利用してください。

有効性が証明されている細胞診

子宮頸がん検診の検査方法として、死亡率減少の効果が認められているのは細胞診です。子宮頸がんは早期ではまったく症状がありませんが、がんになる前の前がん病変の段階でも、細胞診でみつけることができます。

また、医師による問診では、月経周期や直近の月経時期、生理痛の有無、月経血の量などを聞かれます。おりものなど気になる症状があれば、このときに伝えましょう。

子宮頸がん検診では子宮体がんの有無を調べることができません。子宮体がんについては、子宮体部の細胞を採取して調べる体部細胞診がありますが、検診としての有効性は証明されていません。子宮体がんの早期発見には、少量でも不正出血がみられたときに産婦人科を受診することが大切です。

106

〈子宮頸がん検診の流れ〉

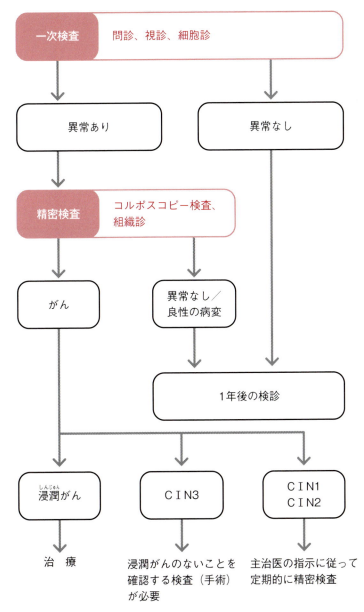

第6章　子宮頸がん

［検査］細胞診

細胞診では、子宮頸部をブラシのようなものでこすって細胞を採取し、前がん病変やがん細胞がないかを調べます。

子宮頸部の細胞を採取して調べる

　細胞診とは、子宮頸部の細胞を採取して、顕微鏡で詳しく調べる検査のことです。細胞診を受けるタイミングとしては、月経中と月経直後は避けて、月経が終わって3～7日後がよいとされています。女性によっては妊娠して初めて婦人科検診を受ける人もいますが、細胞診は妊娠中でも安全に受けることができます（妊婦検診として子宮頸がん検診を行う医療機関もあります）。

　子宮頸がん検診を受けるときは、下着を脱いで内診台（診察台）に上がります。たいていはおなかのあたりをカーテンで仕切っていて、検査のようすが見えないようになっています。検査では、まず医師が子宮の状態を目で観察してから、膣に指を入れて子宮の腫れなどがないかを確認します。細胞を採取するときは、やわらかいブラシやへらのようなもので軽くこすります。痛みを感じることはなく、短時間で済みますが、検査後に出血することがありますので、生理用ナプキンを用意しておくと安心です。

　検査キットを使って自分自身で細胞を採取する「自己採取法」が行われることがありますが、ほとんど細胞が採取できないのでおすすめできません。

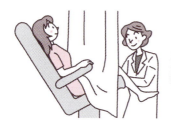
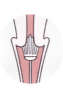

内診台に座り、膣から挿入したブラシなどで頸部をこすって細胞を採取する。

細胞診の結果の見方

　細胞診には「従来法」と「液状検体法」とがあります。どちらも細胞をこすり取って顕微鏡で調べる方法ですが、診断するための標本の作り方が違います。従来法は、採取した細胞をそのままスライドガラスに塗布して固定した上で染色するという方法で、顕微鏡で見て異形成の有無を調べることができます。液状検体法は、採取した器具を保存液の入った容器の中で洗浄して細胞を取り出してから観察する方法で、観察するまでは従来法と同じですが、少ない細胞でも観察しやすいというメリットがあります。

　細胞診の結果は、以前はⅠからⅤのクラスで分類されていましたが、現在はベセスダシステムにもとづいて分類されます。陰性（NILM）以外の結果が出た場合には要精密検査となりますが、判定に応じて「ただちにコルポスコピー検査を行う」や「6か月後に再検査」など、その後の対応は異なります。

●細胞診の結果（ベセスダシステム）

結果	略語	推定病理診断	次回受診
陰性	NILM	非腫瘍性所見、炎症	次回検診（2年後）
扁平上皮系病変*¹			
意義不明な異型扁平上皮細胞	ASC-US	軽度扁平上皮内病変の疑い	6か月以内の細胞診（HPV陽性なら要精密検査）
高度扁平上皮内病変を除外できない異型扁平上皮細胞	ASC-H	高度扁平上皮内病変の疑い	要精密検査
軽度扁平上皮内病変	LSIL	HPV感染、軽度異形成	要精密検査
高度扁平上皮内病変	HSIL	中等度異形成、高度異形成、上皮内がん	要精密検査
扁平上皮がん	SCC	扁平上皮がん	要精密検査
腺細胞系病変*²			
異型腺細胞	AGC	腺異型または腺がんの疑い	要精密検査
上皮内腺がん	AIS	上皮内腺がん	要精密検査
腺がん	Adenocarcinoma	腺がん	要精密検査
その他の悪性腫瘍		その他の悪性腫瘍	要精密検査

＊1　扁平上皮系病変：魚の鱗のように平らな上皮細胞
＊2　腺細胞系病変：分泌機能をもつ細胞

第6章　子宮頸がん

子宮頸がん検診の精密検査

細胞診で「要精密検査」となったら、コルポスコピー検査や組織診を受けます。細胞診のときにHPV検査を行うこともあります。

コルポスコープで子宮頸部を観察

　細胞診で前がん病変や上皮内がんを疑う結果が出た場合、精密検査としてコルポスコピー検査や組織診を行います。

　コルポスコピー検査で用いるコルポスコープは、拡大鏡と呼ばれる医療機器で、子宮頸部の粘膜表面を拡大して見ることができます。コルポスコピー検査を行うときは、クスコ（膣鏡）と呼ばれる円錐型の器具を膣に挿入して子宮口を開き、食用酢と同じ程度の酢酸を塗布した上で、コルポスコープで子宮頸部の粘膜表面を拡大して観察します。異常箇所を見つけたら、もっとも異常が強く出ている部分を少しだけ採取してより詳しく調べます（ねらい組織診）。

　コルポスコピー検査を受ける場合は、月経前の1週間から月経期間は避け、検査前日は膣内洗浄や膣剤の使用も中止する必要があります。ワーファリンやアスピリンなど血液をさらさらにする薬を飲んでいる人は、事前に担当医にご相談ください。

　検査時間は10〜15分程度で、強い痛みを感じることはありません。検査時に出血することがあることから、膣内にガーゼを入れて検査を行います。膣内のガーゼは検査後自分で引き出します。検査当日は出血がありますので入浴を避けてシャワー浴にするほか、水泳や激しい運動、性交渉も控えるようにしてください。

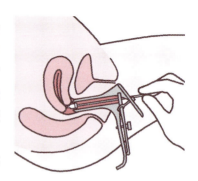

コルポスコープで子宮頸部を拡大して観察し、専用器具で組織を採取する。

110

HPV感染を調べるHPV検査

　細胞診で採取した細胞で、ヒトパピローマウイルス（HPV）のなかでもリスクの高いタイプのHPVに感染しているかどうかを調べるのがHPV検査です。

　子宮頸がん検診で「意義不明な異型扁平上皮細胞（ASC-US）という結果が出た場合は、HPV検査を受けます。この検査によって高リスク型HPVに感染しているかどうかわかり、陽性（感染）だった場合はコルポスコープを用いた精密検査を受けることになります。前がん病変の疑いがなくHPV検査が陽性だった場合は、精密検査はなく、次の定期検査をかならず受けるよう勧められます。

　HPV検査は通常の細胞診と同じように、子宮頸部をブラシのような器具でこするだけです。医療施設によっては、子宮頸がん検診の細胞診の際にオプションとしてHPV検査を行うこともあります。細胞診とHPV検査を併用することで前がん病変を発見する精度も上がることから、アメリカでは30歳以上の女性に対して細胞診とHPV検査の併用が推奨されています。

コルポスコープ下での組織診

　コルポスコピー検査で異常が見つかったときには、そのまま組織診を行います。最初の組織診で診断を確定できることもありますが、採取する組織は極めて少量なので、前がん病変か上皮内がんか、それよりも進行した浸潤がんなのかを鑑別するために何度か組織診を行うことがあります。

　コルポスコープ下の組織診での鑑別が難しい場合には、スプーン状の器具（キューレット）を使ってかき出すようにして組織を採取する頸管内掻爬や、子宮頸部を円錐型に切り取る円錐切除という手術を行うこともあります。頸管内掻爬は外来で受けることができますが、円錐切除は全身麻酔で行い、入院となります（日帰りで行う施設もあります）。

第6章 | 子宮頸がん

HPVワクチンで
子宮頸がんは防げる？

ワクチンと検診の二段階で予防

子宮頸がんは、ヒトパピローマウイルス（HPV）に何年間も継続して感染することで前がん病変、子宮頸がんへと進行していきます。そこで、前がん病変のうちに見つけ出して治療してしまおうというのが子宮頸がん検診です。そして、子宮頸がんを防ぐもうひとつの方法として「HPVワクチン」があります。HPVワクチンは、HPVに対する抗体を注射することでHPV感染そのものを防ぎます。

HPV感染を防ぐワクチン（一次予防）と、HPVに感染してもがんを発症しないようにする検診（二次予防）を組み合わせることで、子宮頸がんによる死亡を減らすことが可能になります。

高リスク型HPVを対象としたワクチン

HPVは100種類以上あり、そのなかでもHPV16型（HPV-16）とHPV18型（HPV-18）が浸潤がんとの関連が大きいことがわかっています。日本国内で承認されているHPVワクチンは、16型・18型という高リスク型HPVに対応したもので、筋肉注射により投与します。このワクチンはHPV感染を防ぐことを目的としたもので、すでに感染したHPVを排除することはできません。そのため、HPV感染のきっかけとなる性交渉を体験する前の10歳代前半にワクチンを接種することが有効だとされています。

日本では、HPVワクチン接種後に運動障害や慢性疼痛などの症状が報告されたことを受け、2013年から積極的推奨中止となりました。それらの症状とワクチン接種との因果関係は明らかになっていませんが、子宮頸がん予防としてのHPVワクチンの有効性は科学的に証明されており、日本産科婦人科学会などではワクチン接種推奨を表明しています。

112

第7章
がん検診を
もっとよく知る
ためのQ&A

この章では、これまでの内容の振り返りも含めて、がん検診に関するさまざまな疑問にお答えします。
前立腺がんのPSA検診やPET検査など、関心の高い検診についても解説しました。

第7章　がん検診をもっとよく知るためのQ&A

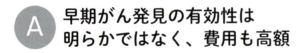

Q　PETなら全身のがんを早期に見つけられるのでは？

A　早期がん発見の有効性は明らかではなく、費用も高額

全身のがんを探索するPET検査

近年、全身のがんをいちどに調べられる検査方法として、PET（ペット）という検査のことを耳にする機会が増えているかと思います。確かにPET検査にはほかの検査とは違うメリットがありますが、早期がんを見つけるがん検診としてはかならずしも有効だとはいえません。

PETとは「陽電子放射断層撮影（Positron Emission Tomography）」の略で、がん細胞に目印をつけて撮影する検査方法です。最近では、PETとCTを組み合わせたPET-CTという検査方法が一般的になりつつあります。

がん細胞はたくさんのエネルギーを必要とするため、正常な細胞より3～8倍も多くのブドウ糖を取り込む性質があります。PET検査ではこの性質を利用し、ブドウ糖に似た成分の薬剤（FDG）を注射して全身に行きわたらせ、FDGを取り込んだがん細胞に目印をつけます。その上でガンマ線を照射すると、がん細胞に取り込まれたFDGがガンマ線に反応し、がん細胞のある場所が光って見つけやすくなります。

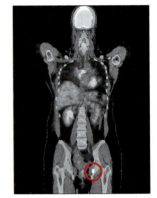

PET検査画像。目印となる薬剤ががん細胞に集まり、一目でわかる。

114

健康な人へのがん検診には不向き

PET検査は全身のがんをいちどに調べられることができ、身体的負担が少ないといわれています。また、がんができた場所を見つけにくい原発不明がんや、がんの再発や転移を見つけたり、悪性リンパ腫の広がり具合を調べたりするのに有効だとされています（一方で、肝細胞がん、胃がん、前立腺がん、脳腫瘍、腎臓がんなどはPETで見つけるのが困難です。また、脳や白血球などブドウ糖をたくさん必要とする臓器での診断にも不向きです）。

こうした特性から、PET検査はがんの治療後の再発をチェックするための検査として広く用いられています。しかし、健康な人を対象としてがんの検診目的で行うことについては、現在の画像診断や内視鏡検査、細胞診など、特定の臓器のみを対象として行う検査方法と比べて精度が劣ります。早期がんの発見についての十分な科学的根拠もありません。結果として、PET検査と個別の臓器の検査を併用することになり、PET検査にかかる高額な検査費用ほどの上乗せ効果は期待できません。

検査費用は8～10万円以上とかなり高額

PET検査は対策型がん検診では行われていませんので、一部の人間ドックなどの任意型がん検診で受けることになります。これらの検査はすべて自己負担となり（健保組合等から助成を受けられることもある）、検査費用は8万円から10万円以上とかなり高額です。

ただし、すでにがんと診断されている患者さんで、病期・転移・再発の診断を目的とした場合には保険適用が認められることがあります。

第7章　がん検診をもっとよく知るためのQ&A

Q 前立腺がんは血液だけで調べられると聞いたけれど？

A 早期で見つけられる反面、過剰診断のリスクが大きい

血液を調べるPSA検査

前立腺は男性だけにある臓器で、膀胱の下で尿道を取り囲むように位置しています。高齢男性に多い前立腺の病気としては、前立腺がんや前立腺肥大症があります。前立腺肥大症では、尿が出にくいなどの排尿障害、頻尿などの症状がみられますが、前立腺がんの早期にはほとんど症状がありません。ただし、進行すると前立腺肥大症と同じような排尿障害がみられることがあります。

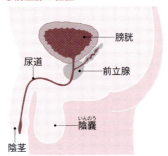

●前立腺の位置

前立腺がんを、症状がみられない早期に発見するためにもっとも有効なのが、PSA検査です。PSAは前立腺から分泌されるたんぱく質で、がんが発生すると大量に分泌され、血液検査でPSA値を調べ

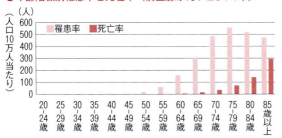

●年齢階級別罹患率と死亡率（前立腺がん、2014年）

前立腺がんは60歳ごろから増えはじめ、70歳代から80歳代にかけてもっとも多くなるが、罹患率に比べて死亡率はかなり低い。それだけ進行が遅く、生命予後への影響が低いがんであることがわかる。

［出典］国立がん研究センターがん情報サービス「がん登録・統計」

るだけで前立腺がんの可能性を調べることができます。

　一般的なPSAの値は0〜4.0ng/mLとされていますが、前立腺肥大症や前立腺炎でもPSA値が高くなることはあり、高値だからといって前立腺がんであるとは限りません。

見つける必要のない前立腺がんも見つかってしまう

　PSA検査については、治療の必要のないがんを見つけてしまう"過剰診断"のリスクが指摘されています。PSA検査で見つかる早期の前立腺がんは極めて進行が遅く、そのまま治療をしなくても生命予後にはそれほど影響しない場合が多いとされています。がんが進行するよりも先に、寿命やほかの病気により亡くなる可能性のほうが高いからです。

　しかも、PSA検査はかなり早期の前立腺がんを見つけることができます。「早期に発見してがんを治療するならよいのでは？」と思うかもしれませんが、がんが転移するより10数年から数十年も早く見つけてしまうからこそ、不必要な治療をすることになるのです。

　治療そのものにもリスクがあります。アメリカで行われた研究によれば、1000人がPSA検査を受けたとして、80人が前立腺がんで外科または放射線治療を受け、前立腺がんによる死亡を回避できる人は1人であるのに対して、外科的治療により勃起障害や排尿障害が生じるのは30〜40人、心臓発作などの心血管障害が生じるのは2人、肺や下肢に重篤な血栓が生じるのが1人と報告されています。

　このように不利益が大きいことから、世界的には、国単位でPSA検査を行っているところはありません。日本では、50歳以上を対象としたオプション検診として実施している自治体もありますが、不利益について十分な知識をもっておくことが必要です。

第7章　がん検診をもっとよく知るためのQ&A

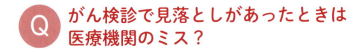

Q　がん検診で見落としがあったときは医療機関のミス？

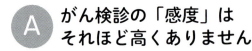

A　がん検診の「感度」はそれほど高くありません

予防で100％の精度は難しい

　がん検診はがんを早期発見することを目的としていますが、すべてのがんを確実に見つけようとするものではありません。「がんの疑い」をふるいにかける一次検診では、「見落とし」もありえます。

　がん検診の有効性を評価する指標のひとつに「感度」があります。感度とは、がん検診受診者に発生したがんのなかで、正しくがんを発見した割合のことです。そのがん検診では見つけられなくても翌年度の検診で見つけられることもあるので、「検診で発見したがんの数」÷「その年と翌年度の検診で見つけたがん＋偽陰性がん（検診で異常なしとしたが、がんであったもの）」で算出します。自治体で行われる検診も、人間ドックで行われる検診も、がん検診の感度は70〜85％前後と、それほど高くありません。

　感度が100％に近いほど「見落とし」は少なくなりますが、その代わり、がんではないのにがんの疑いありとされる「偽陽性」が多くなります。偽陽性が増えると、本来しなくてもよい侵襲性の高い検査をしなければいけなかったり、「がんかもしれない」と不安な日々を送らなければいけない精神的負担などのリスクがあります。

　健康な人を対象としたがん検診は、すでに病気のある人への「診療」とは異なり、予防的な側面が大きなものです。予防的な医療である以上、100％の精度を実現するのは困難です。例えるならば、シートベルトをしていても、かならず助かるとはいえないのと同じことです。その点については理解しておいてください。

「がんの見落とし」で訴訟のケースも

がん検診にとって、ある程度の「見落とし＝偽陰性」は仕方ないとしても、あまりに偽陰性が多い場合は、検査方法としてがん検診に適していないか、人為的ミスを疑う必要があります。

過去には、検診での見落としによりがんが悪化したり、家族が死亡したなどという理由から、医療機関が訴えられたことがありました。例えば、あるクリニックでがん検診を受けた女性は、数年間にわたって「異常なし」という検査結果を受けていましたが、ほかの医療機関で受けたX線検査では「肺がんの疑い」の判定でした。それでもがん検診のクリニックは「異常なし」と判断し、女性はその後亡くなっています。同クリニックでは、この女性のほかにもがんの見落としがあったと発表しました。

あってはいけないのは「人為的ミス」

がん検診で見落としが起きてしまうのには、いくつかの原因が考えられます。まず、がんが小さすぎて見つけられないこと。または、検査精度が低くてがんを検出できないということがあります。これらの偽陰性は施設側のミスとはいえません。

問題なのは、明らかな異常があるのに医師の読影力が低いために見つけられなかった、異常の結果が出ているのにその結果を見落としたという、人為的なミスです。先のクリニックの場合は、人為的なミスを疑われたために大きな問題となりました。

とくに、X線検査のように撮影した画像からがん病変を探す場合は、画像を読む（読影）医師や撮影する技師の能力が問われます。がん検診としては、全国どの医療機関でも同じレベルで検査できることが理想ですが、実際には読影能力の低い医師が判断していることもありえます。がんを見つける「感度」だけで評価できないところに、がん検診の難しさがあるのです。

第7章　がん検診をもっとよく知るためのQ&A

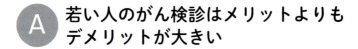

Q どうして対象年齢より若い人は検診を受けられないの？

A 若い人のがん検診はメリットよりもデメリットが大きい

デメリットを減らし効果を高めるための対象年齢

　著名な人が若くしてがんで亡くなったりすると、年齢に関係なくがんにかかることへの不安を感じて、がん検診を受けようとする人が増えます。しかし、国が推奨するがん検診は対象年齢が決められていて、対象年齢に達していないと検診を受けることができません。

　がん検診において対象年齢が設定されているのは、それよりも下の世代ではがんにかかる人が少なく、検診を受けてもがんを見つけられる可能性が低いためです。逆にX線検査による放射線被ばくや内視鏡による出血などのリスク、偽陽性により不必要な治療や検査を受けることのリスクなどがあり、メリットよりデメリットのほうが大きくなります。それでもどうしても受けたいという場合は、人間ドックなどの任意型検診を受けて、費用は全額自分で負担することになります。

がん検診を過信せず、適切に受診を

　もちろん、対象年齢より若い人が絶対にがんにかからないわけではありません。対象年齢は対策型がん検診として設定されているものですから、これまでのページで紹介したようなリスク因子をもっている人、気になる症状がある人は、適切な医療機関を受診し、医師の指示に従ってください。やみくもにがんを恐れて検診を過信するのではなく、適切なタイミングで受診することが大切です。

Q がん検診を受ける際の
よい医療機関の見分け方は？

A 公表されている情報から
専門医や検査件数を見てみる

検査によっては医師の経験や技術が問われる

　国が推奨するがん検診は、特定の施設や専門家がいなくても検査できる、全国どこでも検査機器や検査技師が確保できる、安全性が確認できている、検査費用が高価すぎないなど、多くの人を対象とした検査方法が採用されています。

　とはいえ、肺がん検診の胸部X線検査や胃がん検診の胃内視鏡検査など、検査や読影を担当する医師の技術、経験が問われる検査もあります。とくに精密検査の場合は、良性か悪性かを判別するなど判断が難しく、生検のようにからだに負担のかかる検査を行うことも多いことから、担当する医師の影響が大きくなります。

　医療機関の選び方としては、専門医がいるかどうかがひとつの基準となります。呼吸器学会専門医、消化器がん検診学会認定医、消化器内視鏡学会専門医、消化器病学会専門医、乳腺専門医、婦人科腫瘍専門医、産科婦人科内視鏡学会技術認定医といった資格があり、各医療機関のホームページに記載されています。

　精密検査を受ける場合は、医療機関が公表している検査件数や治療件数をチェックしてみることもおすすめです。検査件数を公表していない医療機関もありますが、公表しているところはそれだけ経験豊富であるともいえます。118ページでも説明したとおり、がん検診の精度は100％ではありませんから、検診を実施する医療機関の善し悪しを判断するのは容易ではありませんが、検診先選びの参考にしてください。

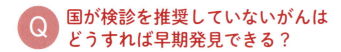
国が検診を推奨していないがんは どうすれば早期発見できる？

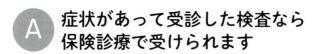
症状があって受診した検査なら 保険診療で受けられます

施設によってさまざまな検査を行う人間ドック

　前立腺がんのPSA検査のように、がんの早期発見に役立つ検査方法は存在します。しかし、116ページでも説明したとおり、早期発見することがかならずしもメリットにつながるとは限らない検査もあります。また、有効な治療法が確立されていないがんの場合も、死亡率を減少させることができないので推奨されていません。

　それでも自治体等で行われているがん検診では不安があり、対象年齢や受診間隔に関係なく調べてほしいという場合には、人間ドックなどの任意型検診を自己負担で受診することになります。

　人間ドックでは、がん検診に加えて、脳ドックや甲状腺機能検査をオプションで受けられるようになっています。検査項目や使用する検査機器、受診費用は医療機関によって異なりますので、希望に合う施設、検査項目を自分で選んで受診します。

症状があったらすぐに医療機関を受診

　がんの早期発見のために、がん検診と並んで大切なことは、気になる症状があったらすぐに受診することです。前に受けた検診で「異常なし」と言われ、次の検診タイミングまでまだ時間があるとしても、その間にがんが発生、進行することはありえます。症状があって受診した場合は、精度の高い検査を保険診療で受けることができますし、ほかの病気の可能性を含めて専門医に診てもらえるというメリットもありますので、きちんと受診してください。

Q 「がん検診の有効性」は
どうやって調べているの？

A いくつもの調査研究結果を
統合した上で評価しています

調査研究のなかでももっとも信頼度が高いRCT

本書で繰り返し述べている「がん検診の有効性」は、いかに多くのがんを発見できたか（発見率）ではなく、がんを発見できたことでいかに死亡率を下げることができたかを基準に評価しています。検査の有効性を示す根拠としては、コホート研究や症例対照研究などいくつもの調査方法があります。専門家の意見や医療機関の症例報告などもありますが、科学的根拠の信頼性はかなり低いものです。

調査研究のなかでもっとも信頼性が高いのは、ランダム化比較試験（RCT）です。RCTを含む複数の研究結果をトータルで検証し、死亡率減少効果が明らかであると証明された検査が、がん検診として推奨されているのです。

（ さらに詳しいがん情報を知るには ）

がん検診について、わからないこと、不安なことなどがあれば、全国のがん診療連携拠点病院などに400か所以上指定されている「がん相談支援センター」にご相談ください。誰でも無料で相談できます。
●国立がん研究センターがん情報サービス「がんの相談」
https://ganjoho.jp/public/consultation/index.html
それぞれのがんについてもっと詳しく知りたい方にも、情報を提供しています。
●国立がん研究センターがん情報サービス「それぞれのがんの解説」
https://ganjoho.jp/public/cancer/index.html

さくいん

あ

悪性リンパ腫	17
EMR→内視鏡的粘膜切除術	65
EBM→科学的根拠にもとづいた医療	18
EBUS-TBNA	
→超音波気管支鏡ガイド下針生検	83
胃X線検査	38-41
胃カメラ→胃内視鏡検査	42-45
胃がん	18, 29, 31-48
異形成	102, 104
一次検診	20, 22, 118
一次予防	14-15, 112
遺伝カウンセリング	57
遺伝子検査	56, 98
遺伝性（腫瘍）	26, 56-57, 91, 98
遺伝性乳がん	91, 98
胃内視鏡検査	38-39, 42-45
HNPCC	56, 58
HBOC（遺伝性乳がん・卵巣がん症候群）	
	98
HPV→ヒトパピローマウイルス	
	100, 104, 111-112
HPV検査	111
HPVワクチン	112
ABC検査	48
液状検体法（細胞診）	109
エコー検査→超音波検査	95
エストロゲン	90, 105
X線検査	38-41, 66, 76, 94-95
遠隔転移	34, 52-53, 72, 88, 102

か

科学的根拠にもとづいた医療（EBM）	18
喀痰細胞診	76-77, 79
過剰診断	25, 116-117
家族性大腸腺腫症	
（家族性大腸ポリポーシス）	56, 58
家族性大腸ポリポーシス	

→家族性大腸腺腫症	56, 58
家族性乳がん	91
家族の病歴	56
家族歴	75
カプセル内視鏡	48, 67
がん検診が有効ながん	16
がん検診受診率	
	21, 35, 53, 58, 73, 89, 103
がん検診の流れ	
	20, 38-39, 58-59, 76-77, 92-93, 106-107
感度	23, 41, 43, 63, 118
がんのリスク（リスク要因）	
	14, 36, 54, 74-75, 90-91, 104-105
偽陰性	26, 118-119
気管支鏡検査	77, 80, 82-83
喫煙	14-15, 36, 54, 70, 74, 79, 84, 105
胸腔鏡下生検	80
胸腔鏡検査	83
偽陽性	25, 118, 120
胸部X線検査	76-78
胸部CT検査	77, 80-81
胸膜生検	83
禁煙治療	84
偶発症	12, 41, 43, 63, 65, 68, 82
経口内視鏡	44
経口避妊薬	105
憩室	62
経皮的針穿刺法→経皮針生検	80, 83
経鼻内視鏡	44
経皮針生検	80, 83
外科的肺生検	83
血液検査	23, 48, 116-117
結節	81
検診受診率→がん検診受診率	
	21, 35, 53, 58, 73, 89, 103
抗コリン薬	66
甲状腺がん	17
高濃度乳房	95
高齢者の検診	68
5年（相対）生存率	35, 53, 73, 89, 103

コルポスコープ ……………………… 110-111
コルポスコピー検査 ……………… 110-111
コンピュータ断層撮影→CT検査 ………… 47

さ

細胞診 ……………… 76-77, 79, 97, 106-109
サブタイプ分類 …………………………… 88
COPD→慢性閉塞性肺疾患 …………… 75
CTガイド下針生検 …………………… 80, 83
CT検査 ……………………… 47, 79, 80-81
CTコロノグラフィ（CTC） …………… 67
CTC→CTコロノグラフィ ……………… 67
子宮頸がん …………… 16, 18, 26, 29, 99-112
子宮体がん ………………… 100, 105, 106
しこり ………………………………… 91-92
視触診 ………………………………… 92
死亡リスク ………………… 8, 16-17, 24
死亡率 ……… 21, 22, 32-33, 50-51, 71, 87, 101
従来法（細胞診） …………………… 109
受動喫煙 …………………………… 14-15, 74
腫瘍性ポリープ ……………………… 55
腫瘍マーカー ………………………… 23
小細胞肺がん …………………… 70, 75
上皮内がん ……………………… 102-103
進行がん …………………………… 16-17, 55
浸潤（がん） ………… 11, 34, 102, 107, 112
深達度 ……………………………… 34, 52
スクリーニング ………………… 20, 22
ステージ→病期 ……… 34, 52, 72, 88-89, 102
すりガラス陰影 ……………………… 81
生検 ……………………… 46, 63, 83
精密検査 …………………… 20, 25, 28-29
精密検査（胃がん） ……………… 43, 46-47
精密検査（子宮頸がん） …………… 110-111
精密検査（大腸がん） ……………… 62-67
精密検査（乳がん） ………………… 96-97
精密検査（肺がん） ………………… 80-83
石灰化 ……………………………… 94
腺がん ……………………………… 70
前がん病変 ……………………… 102-103
穿刺吸引細胞診 ……………………… 96-97

腺腫 ……………………………… 55
全大腸内視鏡検査 …………………… 62
前立腺がん …………………… 17, 116-117
早期がん …………… 16-17, 23, 26, 35, 53, 55
早期発見 ………………… 10-11, 16, 103
組織診 …………………… 107, 110-111

た

大細胞がん ……………………… 70
対策型（がん）検診 …………… 27, 43
大腸がん …………… 16, 18, 26, 29, 49-68
大腸内視鏡検査 ……………… 58, 62-64, 68
大腸ポリープ ……………………… 55, 65
注腸X線造影検査→注腸造影検査 …… 62, 66
注腸造影検査（注腸X線造影検査）……… 66
超音波気管支鏡ガイド下針生検 …… 80, 83
超音波検査 ………………… 93, 95-96
直腸指診→直腸診 ……………… 66
直腸診 ……………………………… 66
鎮静薬 ………………………… 45, 65, 82
低線量CT検査 ……………………… 79
デノボがん ……………………… 55
転移 ………………… 34, 52, 72, 89

な

内視鏡的粘膜切除術（EMR） ……………… 65
二次検診 ………………………… 20, 28-29
二次予防 …………………… 14-15, 112
日本人のためのがん予防法 …………… 14
乳がん …………… 16, 18, 21, 26, 29, 85-98
乳房X線検査→マンモグラフィ ……… 92-95
乳房のしくみ ……………………… 86
任意型（がん）検診 …………… 27, 115
人間ドック ……………………… 27, 122
年齢階級別死亡率 ……… 51, 71, 87, 101, 116
年齢階級別・年代別死亡率 …………… 33
年齢階級別罹患率
　　　　……… 9, 33, 51, 71, 87, 101, 116

125

は

肺がん ………………………… 18, 29, 69-84
肺門 …………………………………… 70
肺門部扁平上皮がん ……………… 76, 79
肺野 ……………………………… 70, 78
白血病 ………………………………… 17
針生検 ………………………………… 97
BRCA1／BRCA2 ……………………… 91, 98
PSA（PSA検査、PSA値）………… 116-117
非腫瘍性ポリープ ……………………… 55
非小細胞肺がん ……………………… 70
微小転移 ……………………………… 89
ヒトパピローマウイルス … 100, 104, 111-112
病期（ステージ）……… 34, 52, 72, 88-89, 102
病理検査 ……………………………… 46
ピロリ菌 ……………………… 32, 36-37, 48
腹膜播種 ……………………………… 52
不必要な治療 ……………… 25, 117, 120
ベセスダシステム …………………… 109
PET（PET検査）…………………… 114

ペプシノゲン検査 ………………… 38, 48
ヘリコバクター・ピロリ抗体検査 …… 38, 48
便潜血検査 ……………… 55-56, 58-62
扁平上皮がん ……………… 70, 75-76, 79
放射線被ばく ………… 41, 78-79, 95, 120
ポリープ ……………… 45, 55-56, 62-63, 65
ポリペクトミー ………………………… 65

まやら

マイクロRNA ………………………… 30
慢性閉塞性肺疾患 …………………… 75
マンモグラフィ ……………………… 92-95
マンモトーム生検 …………………… 97
（がん検診の）メリットとデメリット … 24-27
問診 ………………… 39, 59, 77, 93, 107
陽電子放射断層撮影→PET …………… 114
ランダム化比較試験 ……………… 22, 123
罹患率 … 9, 22, 32-33, 50-51, 71, 87, 101, 116
リンチ症候群 ………………………… 56, 58
リンパ節転移 …………… 34, 52, 72, 102

【参考文献】

日本胃癌学会編『胃癌治療ガイドライン　医師用
2018年1月改訂　第5版』金原出版、2018年
大腸癌研究会編『大腸癌取扱い規約　第9版』金原
出版、2018年
日本乳癌学会編『臨床・病理　乳癌取扱い規約　第
18版』金原出版、2018年
日本肺癌学会編『臨床・病理　肺癌取扱い規約　第
8版』金原出版、2017年
日本産科婦人科学会・日本病理学会 編『子宮頸癌取

扱い規約　病理編　第4版』金原出版、2017年
斎藤博著『がん検診は誤解だらけ　何を選んでどう
受ける』NHK出版、2009年

【ウェブサイト】
国立がん研究センターがん対策情報センター
　がん情報サービス
https://ganjoho.jp

監修者

中山富雄（国立がん研究センター　社会と健康研究センター　検診研究部部長）

装丁・本文デザイン：江口修平
オブジェ制作：酒井賢司
イラスト：内山洋見、北原功、佐藤雅枝
ＤＴＰ：明昌堂
執筆：牛島美笛
編集：尾和みゆき（小学館クリエイティブ）

国立がん研究センターの
正しいがん検診

2019年 11月4日 初版第1刷発行

発行人 宗形 康

発行所 株式会社小学館クリエイティブ
〒101-0051 東京都千代田区神田神保町2-14 SP神保町ビル
電話0120-70-3761（マーケティング部）

発売元 株式会社小学館
〒101-8001 東京都千代田区一ツ橋2-3-1
電話03-5281-3555（販売）

印刷・製本 共同印刷株式会社

●造本には十分注意しておりますが、印刷、製本など製造上の不備がございましたら、
小学館クリエイティブマーケティング部（フリーダイヤル 0120-70-3761）にご連絡ください。
（電話受付は、土・日・祝休日を除く9：30～17：30）
●本書の一部または全部を無断で複製、転載、複写（コピー）、スキャン、デジタル化、上演、放送
等をすることは、著作権法上での例外を除き禁じられています。代行業者等の第三者による本書の電
子的複製も認められておりません。

ⒸShogakukan Creative 2019
Printed in Japan
ＩＳＢＮ978-4-7780-3798-7